耐药革兰阴性菌感染
诊疗手册

国家卫生计生委合理用药专家委员会　组织编写 ●

顾　问	张淑芳	何礼贤	倪语星	薛博仁	刘大为
主　编	王明贵				
副主编	徐英春	俞云松	黄晓军	邱海波	施　毅
秘　书	杨　帆				

编　委　（按姓氏笔画排序）

于凯江	王　辉	王　椿	王　睿	王明贵
吕　媛	吕晓菊	任建安	李光辉	杨　帆
邱海波	张　菁	陈佰义	陈勇川	陈德昌
卓　超	郑　波	胡必杰	俞云松	施　毅
徐英春	黄晓军	曾　军	管向东	瞿介明

人民卫生出版社

图书在版编目（CIP）数据

耐药革兰阴性菌感染诊疗手册 /国家卫生计生委合理用药专家委员会组织编写 . —北京：人民卫生出版社，2015

ISBN 978-7-117-21005-8

Ⅰ. ①耐… Ⅱ. ①国… Ⅲ. ①抗药性 – 革兰氏阴性细菌 – 诊疗 – 手册 Ⅳ. ①R37-62

中国版本图书馆 CIP 数据核字（2015）第 170391 号

| 人卫社官网 | www.pmph.com | 出版物查询，在线购书 |
| 人卫医学网 | www.ipmph.com | 医学考试辅导，医学数据库服务，医学教育资源，大众健康资讯 |

耐药革兰阴性菌感染诊疗手册

组织编写：国家卫生计生委合理用药专家委员会
出版发行：人民卫生出版社（中继线 010-59780011）
地　　址：北京市朝阳区潘家园南里 19 号
邮　　编：100021
E - mail：pmph @ pmph.com
购书热线：010-59787592　010-59787584　010-65264830
印　　刷：三河市君旺印务有限公司
经　　销：新华书店
开　　本：850×1168　1/32　　印张：5.5
字　　数：121 千字
版　　次：2015 年 9 月第 1 版　2022 年 2 月第 1 版第 11 次印刷
标准书号：ISBN 978-7-117-21005-8/R·21006
定　　价：19.00 元

打击盗版举报电话：**010-59787491　E-mail：WQ @ pmph.com**
（凡属印装质量问题请与本社市场营销中心联系退换）

感染性疾病,对于人类健康和生命安全曾经是一个重大的威胁。随着抗感染药物、尤其抗菌药物的出现,人类获得了治疗和战胜感染性疾病的有效武器,挽救了无数人的生命,被国际上公认为 20 世纪最伟大的发明之一。然而,世界万物都是福祸同至、利害为邻。在抗菌药物大量使用的同时,也诱发了各类细菌的耐药性,使一些原有的抗菌药物失去了效用,给人类带来新的威胁,并引起全球的高度关注。2013 年,美国疾病预防控制中心发布了细菌耐药威胁报告,将危害最为严重的 18 种耐药细菌分为紧急威胁、严重威胁和需要引起关注的威胁三个等级。2014 年,世界卫生组织向全球发布了细菌耐药报告,明确指出:耐药细菌造成的疾病负担,呈现出发展中国家高于欧美国家、耐药菌感染造成的劳动力下降等社会支出高于医疗支出的趋势,粗略估计,耐药菌感染将造成全球的 GDP 下降 1.4%~1.6%。2015 年 3 月,美国颁布的抗击耐药细菌国家行动计划提出,以减缓超级耐药细菌出现的速度为战略,防御耐药菌感染的蔓延,并将耐药性感染疾病作为"当今世界面临的最紧迫的公共卫生问题之一",呼吁"尽一切力量确保抗菌药物的有效性"。美国给联邦政府在 2016 财年预算中,请求国会将应对这一威胁的预算拨款在上一财年的基础上翻一番,达到 12 亿美元。

我国是世界上面临细菌耐药性威胁最为严重的国家之一,也是应对细菌耐药性采取措施最多的国家之一,而最有效的措施就是在各类医疗机构、广大医务人员和亿万民众中,普及合理用药知识,坚持合理用药规则,反对滥用、乱用药物、特别是抗菌药物。为此,2004年原国家卫生部等三部门联合颁发了《抗菌药物临床应用指导原则》,在全国各类医疗机构普遍推行;2012年原国家卫生部发布了《抗菌药物临床应用管理办法》(部长令84号),在全国范围内开展"抗菌药物临床应用专项整治活动",并建立了全国细菌耐药监测网、抗菌药物临床应用监测网及合理用药监测网,为推行抗菌药物的合理使用提供了基本规范、数据评价和技术支撑。同时,近几年在全国推行的医药卫生体制改革,破除"以药补医"机制,取消药品加成政策,对于促进各级医疗机构合理使用抗菌药物,提高感染类疾病的诊治水平,也发挥了一定的积极作用。

但是,我们也应当看到,我国抗菌药物的合理应用,还存在一些比较突出的问题。不仅人类滥用抗菌药物的现象比较普遍,动物乱用抗菌药物的问题也是触目惊心,直接或间接地推动了细菌耐药的蔓延和升级,使一些过去曾经有效治疗的感染类疾病,在细菌耐药面前失去了有效的手段。导致这些问题屡禁不止的原因是多方面的,既有医务人员特别是基层医务人员医术不精、能力不强,也有广大患者缺乏自我保护意识和合理用药知识,还有医药服务人员与药品销售和使用存在利益链条等,这是一个涉及面广的社会性问题。治理滥用、乱用抗菌药物,也必须采取综合性的措施,多管齐下,统筹解决,这是一项长期、艰巨的任务。其中一项基础性的工作,就是普及合理使用抗菌药物知识和技术规范,提高合理使用抗菌药物能力和水平。

2012年,原国家卫生部医政司委托合理用药专家委员会组织编写了《国家抗微生物治疗指南》,详细推介有效治疗各类感染病和各类微生物感染抗菌治疗的技术操作规范，深受广大临床医师、药师的欢迎。针对当前革兰阴性菌分离率越来越高、多重耐药菌普遍发生，广泛耐药、全耐药细菌感染不断增多的情况，为抵御细菌感染的主要威胁，增强有效治疗的手段，国家卫生计生委合理用药专家委员会最近又组织临床、临床微生物、临床药理等学科的知名专家，研究编写了《耐药革兰阴性菌感染诊疗手册》，力求解决临床面临最为棘手的"细菌耐药"及"革兰阴性菌"的诊断与治疗问题，以适应临床的迫切需求，期望对细菌感染治疗技术的拓展发挥积极的作用。

参与本手册的编者，均为活跃在感染病诊治一线的国内著名专家学者。为了增强本手册的权威性与可操作性，他们参考了国内外临床案例，查阅了国内外最新研究成果，付出了辛勤的劳动和心血，是集体智慧的结晶。国家卫生计生委合理用药专家委员会对手册的出版表示热烈的祝贺！对各位专家学者的卓越奉献表示衷心的感谢！

希望各类医疗机构和从事诊治感染病的医药工作者，准确把握专家学者们提出的诊断与治疗耐药菌感染的思路和技术要领，应用于临床实践，并总结经验、探索创新，以对人民健康高度负责的精神，不断提高细菌感染性疾病的诊断、治疗和用药的水平。

高强

2015 年 5 月 21 日

序二

细菌耐药性的迅猛上升是一个全球性问题,其中革兰阴性菌的耐药问题尤为突出,表现在分离率及耐药性的上升。在我国,革兰阴性菌占所有临床分离菌的比例,已由十年前的约三分之二上升至目前的近四分之三;大肠埃希菌产超广谱 β 内酰胺酶的比例高于 50%,几乎对所有抗菌药物耐药的广泛耐药鲍曼不动杆菌达 20%,耐碳青霉烯类的肺炎克雷伯菌上升至 10% 以上。耐药菌所致感染治疗困难,造成大量医疗资源的消耗,导致感染的病死率上升。

近 20 年抗菌药物的研发进入瓶颈状态,新抗菌药物上市少,耐药革兰阴性菌的治疗手段十分有限。细菌耐药性的快速上升让人类措手不及,对于广泛耐药及全耐药细菌的感染甚至面临无药可用的境地,目前临床抗菌治疗多以现有抗菌药的联合用药、增加给药剂量、延长某些药物的滴注时间等方法来解决,一些有明显不良反应的老药如多黏菌素不得不重新用于临床,但这些耐药菌的抗菌治疗方案均缺乏可靠的临床研究资料。

国家卫生计生委合理用药专家委员会组织我国专家编写这本手册是十分必要的,对临床医师提高耐药菌感染的诊断与治疗水平将起着重要的作用。浏览本手册,发现其主要特点有:

1. 以抗菌药物为主线,阐述不同抗菌药物治疗革兰阴性菌感染的用药指征、用药原则及联合用药等临床棘手的问题。

2. 编写阵容强大。参与本手册编写的作者均为活跃在临床一线的与感染病诊治相关的多学科专家,包括临床专家(感染、呼吸、血液、ICU、普外科等)、临床微生物学专家、临床药理学专家。多学科的交融必将产生智慧的火花。

3. 内容新颖实用。编写者查阅了大量的文献,结合各自丰富的临床经验,紧密围绕"耐药"、"革兰阴性菌"两个主题词阐述各自观点,简明扼要。手册是一种受欢迎的载体,方便临床医师携带,以备随时查阅。

感谢作者们为本手册付出的辛勤劳动,期待本手册成为我国临床医师喜爱的参考书籍,能在提高我国感染病诊治水平中起一定的作用。

中国工程院院士
呼吸疾病国家重点实验室主任

2015 年 5 月 28 日

阴性菌耐药、规范诊治

多学科协作、攻坚克难

钟南山

二〇一四年十二月

前　言

　　"三十年河东,三十年河西"。用这句话来描述数十年来感染病领域的变迁是最合适不过了。最常见的感染病病原体包括细菌、病毒及真菌,细菌性感染一直被认为是相对容易处理的感染病,多数细菌感染可用抗菌药在较短的时间内治愈,但近 20 年来情形发生了急剧变化,细菌对抗菌药的耐药率越来越高,对于耐药菌感染可选用的抗菌药越来越少。2015 年美国奥巴马总统签发了抗击耐药细菌国家行动计划,此计划的颁发背景中指出:"细菌耐药性的出现正在逆转过去 80年的奇迹,许多细菌感染的治疗药物选择变得日益有限和昂贵,某些情况下甚至根本无药可用"。

　　本手册紧紧围绕着"耐药"与"革兰阴性菌"两个主题词,对临床最为棘手的耐药革兰阴性菌感染的诊断与治疗进行阐述,敏感细菌及革兰阳性菌感染不在此手册的范畴。本手册的内容涉及临床微生物、临床药理学、临床感染病诊治及医院感染控制的多学科内容,包括:革兰阴性菌的耐药性变迁、耐药机制及耐药菌的检测,耐药革兰阴性菌感染的病原治疗及各系统感染的诊断与经验治疗,耐药革兰阴性菌感染的常用抗菌药物及给药方案,医院感染的预防与控制。

　　本手册力求做到"实用"与"先进"的统一,XDR 及PDR 细菌感染是近年来临床出现的新现象,这些感染可选的抗菌药有限,抗菌治疗方案不确定性高,临床资料缺乏,本手册尽可能将近年来国内外有关耐药革兰阴性菌感染的新进展展现出来,以供临床实践验证。

　　编写本手册文献资料的引用遵循"立足国内，放眼全球"的原则，有可靠的国内数据可引用的尽量引用国内数据，以更好地反映国内情况。虽然治疗 XDR、PDR 细菌感染的大规模和（或）前瞻性临床试验资料缺乏，但体外的研究资料、小规模和（或）回顾性临床资料近年来国内外报道较多，写作过程中尽量予以参考、引用。

　　特别感谢国家卫生计生委合理用药专家委员会为本手册编写所做的大量组织工作，从而保证了手册编写的进度及质量。感谢各位编委的辛勤付出，本手册的编委均为活跃在临床一线的专家，临床医疗工作繁忙，但均以认真负责的态度参与手册的编写，每篇稿件均修改 3~5 次。

　　最后，希望此手册对临床耐药菌的治疗、抗菌药的合理应用有所帮助。本手册肯定还存在许多不足之处，新的耐药现象不断出现，治疗耐药菌感染的新抗菌药物及治疗方案一直在更新，希望各位读者能多提出宝贵意见。

编者
2015 年 5 月 23 日

目　录

第一章 革兰阴性菌耐药性变迁及耐药机制

第一节 革兰阴性菌耐药性变迁

鲍曼不动杆菌、铜绿假单胞菌、大肠埃希菌、肺炎克雷伯菌等革兰阴性细菌是医院感染的重要致病菌，常表现为对多种抗生素耐药，严重影响抗感染治疗效果及患者的预后。革兰阴性细菌的耐药性变迁主要集中于以头孢噻肟和头孢他啶为代表的第三代头孢菌素、以头孢吡肟为代表的第四代头孢菌素、β-内酰胺类与酶抑制剂的复合制剂和碳青霉烯类，此外以阿米卡星为代表的氨基糖苷类以及以环丙沙星为代表的喹诺酮药物。掌握这些抗菌药物的耐药动态流行病学数据，对于临床经验性治疗的抗菌药物选择极为重要。本节主要对临床革兰阴性菌包括肠杆菌科细菌及非发酵糖细菌的耐药性变迁进行分析。

一、肠杆菌科细菌

临床常见的肠杆菌科细菌有大肠埃希菌、肺炎克雷伯菌、肠杆菌属、变形杆菌属、沙门菌属等。产β-内酰胺酶是最主要的耐药机制，尤以产超广谱β-内酰胺酶（ESBLs）菌、产 AmpC 酶和产碳青霉烯酶的肠杆菌科细菌流行病学颇受临床关注。此部分介绍我国肠杆菌科细菌临床株对各类常用抗菌药的耐药性变迁，同时对产生上述 3 种 β-内酰胺酶的情况进行分析，并与国际上其他国家进行比较。

1

（一）肠杆菌科细菌对抗菌药的耐药性变迁

图 1-1 和图 1-2 显示了连续 9 年大肠埃希菌和肺炎克雷伯菌对常用抗菌药物的耐药性变迁情况。由图可见，大肠埃希菌对头孢噻肟和环丙沙星的耐药率基本维持于 40%~70%，耐药水平居于高位，不宜作为经验用药；大肠埃希菌对阿米卡星、头孢哌酮 / 舒巴坦和哌拉西林 / 他唑巴坦耐药率在 9 年中都波动于 5% 上下，对亚胺培南耐药率维持于 1% 左右，是临床经验性用药的优选药物。头孢他啶和头孢吡肟的耐药率从 2009 年开始上升，到 2013 年已近 30%。其原因为以产 CTX-M-15 为代表的对头孢他啶具有水解活性的 ESBL 比例上升，特别是 2014 年美国临床和实验室标准协会 （CLSI）降低了头孢吡肟对肠杆菌科细菌的敏感折点，使其敏感率进一步降低。2012 年一项全国产 ESBL 的大肠埃希菌流行病学调查，头孢他啶和头孢吡肟的敏感率分别为 33.2% 和 4.7%。

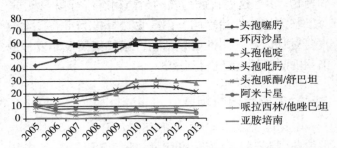

图 1-1 大肠埃希菌对常用抗菌药物的耐药性变迁

肺炎克雷伯菌对抗菌药物的耐药性变迁略不同于大肠埃希菌。除头孢噻肟、头孢他啶和亚胺培南外，对其他抗菌药物耐药率呈平稳略下降趋势。目前环丙沙星、阿米卡星、头孢吡肟、头孢哌酮 / 舒巴坦和哌拉西林 / 他唑巴坦耐药率都维持波动于 10%~30% 范围内，

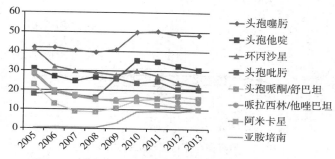

图 1-2　肺炎克雷伯菌对常用抗菌药物的耐药性变迁

是经验性治疗的药物选择。亚胺培南耐药性从 2009 年始上升明显，目前耐药率约 10%。

（二）肠杆菌科细菌产 β- 内酰胺酶情况

1. ESBLs　ESBLs 在大肠埃希菌和肺炎克雷伯菌中最常见。各个国家和地区产 ESBLs 细菌的流行情况有较大差异。日本、荷兰等国家产 ESBLs 细菌的检出率很低，而印度、俄罗斯等国家可有高达 50% 以上的克雷伯菌属细菌产 ESBLs。回顾我国 2005 年至 2013 年这 9 年间的耐药性监测资料显示，中国大陆地区三甲医院产 ESBLs 大肠埃希菌的检出率介于 38.9% 到 56.5% 之间，呈缓慢上升趋势；产 ESBLs 肺炎克雷伯菌的检出率介于 31.8% 到 45.2% 之间，呈缓慢下降趋势；产 ESBLs 奇异变形杆菌的检出率介于 6.0% 到 20.7% 之间，见图 1-3。碳青霉烯类耐药机制如产 KPC-2 酶、膜蛋白缺失等常见于肺炎克雷伯菌，这些机制常掩盖 ESBL 表型的检出，因此我国肺炎克雷伯菌产 ESBL 的发生率可能被低估了。

CLSI2010 版修订了肠杆菌科细菌对部分头孢菌素类抗生素和氨曲南的敏感折点，并建议不再进行 ESBL 筛选和确认试验，因此目前有些医院检验报告单中不再提示 ESBL 是否阳性。一般而言，采用 CLSI 2010 版

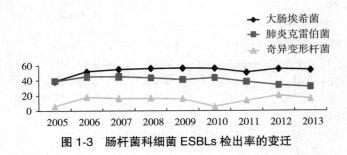

图 1-3　肠杆菌科细菌 ESBLs 检出率的变迁

以后的药敏判读标准,对头孢噻肟或头孢曲松耐药、对头孢西丁敏感的菌株,多为 ESBL 产生菌。

产 ESBLs 菌对 β- 内酰胺类抗生素耐药以外,还对其他种类的抗菌药如氟喹诺酮类耐药,呈现多重耐药模式,约 85% 的菌株对环丙沙星耐药,约 50% 左右对庆大霉素耐药,但阿米卡星的耐药率在 20% 以内,可作为联合用药的选择。根据中国细菌耐药性监测(CHINET)近 3 年的监测结果,在大肠埃希菌和克雷伯菌属中,ESBL 阳性株与阴性株相比,耐药率差异大的抗菌药物有:头孢呋辛、头孢噻肟、头孢他啶和头孢吡肟,差异均在 50% 以上,而碳青霉烯类、阿米卡星和左氧氟沙星的耐药率差异不大。

近年来 CTX-M 基因型已取代 TEM、SHV 成为最主要的 ESBLs 基因型。美国 2010-2011 年一项调查显示,CTX-M 型在产 ESBL 大肠埃希菌中已占 85.4%,其中以水解头孢他啶为特征的产 CTX-M-15 型 ESBLs 占 75.4%。我国学者在 ESBLs 流行病学研究做了大量工作,20 世纪 90 年代首先报道 CTX-M-14 型 ESBLs,并在随后监测中发现它是我国最常见 ESBL 基因型。来源于 2012 年我国 24 省市 30 家医院的流行病学数据显示,产 ESBL 大肠埃希菌 90% 以上的 ESBL 基因型为 CTX-M,即以对头孢噻肟或头孢他啶耐药为特点。

肺炎克雷伯菌产生 ESBL 的基因型情况与大肠埃希菌相似,我国也以 CTX-M 为主,但 20%~30% 菌株的基因型为 SHV。

社区获得的产 ESBLs 肠杆菌科细菌比例增多是产 ESBLs 菌流行病学的新特点。美国近期的调查显示,社区来源大肠埃希菌的 ESBLs 检出率为 10.9%,并且已成为社区发生的血行感染和尿路感染的主要致病菌。欧洲 SMART 监测网对腹腔感染的耐药监测显示社区产 ESBLs 大肠埃希菌检出率由 2002 年的 4% 上升至 2007 年的 7.4%,而社区产 ESBLs 肺炎克雷伯菌为 0~5.3%。社区获得的产 ESBLs 菌的增多主要与全球流行的 ST131 型大肠埃希菌传播有关,该流行株常携带 *CTX-M-15* 基因,而且有更广泛的与毒力和耐药有关的基因,尤其表现出对氟喹诺酮类耐药。我国有关社区获得的产 ESBLs 菌流行病学资料较缺乏。国家卫生计生委全国细菌耐药监测网在 2007 年 1 月至 2008 年 3 月研究显示,社区获得性尿路感染的大肠埃希菌中,ESBLs 的检出率为 42.8%。2012 年来源于我国 24 省市 30 家医院大肠埃希菌 ESBL 流行病学数据也显示,社区获得性 ESBL 和院内获得性 ESBL 大肠埃希菌的原发感染类型相似,约 50% 产 ESBL 大肠埃希菌来源于尿路感染,20% 来源于血流感染。

2. AmpC 酶 产 AmpC 酶菌主要见于以阴沟肠杆菌为代表的肠杆菌属细菌和铜绿假单胞菌,通常呈诱导表达;大肠埃希菌和肺炎克雷伯菌常由质粒 AmpC 酶基因介导耐药,呈持续高水平表达。产 AmpC 酶菌的特点是对头霉素类(头孢西丁)和第一到第三代头孢菌素耐药,对头孢吡肟敏感。但由于部分细菌可同时产 AmpC 和 ESBL,可以导致对头霉素类、第三代和四代头孢菌素均耐药,仅碳青霉烯高度敏感。据美国一项流行病学调查资料显示,约 38% 的阴沟肠杆菌产 AmpC 酶。我国系统的流行病学资料较少。孙宏莉等对全国 10 家教学医院肠杆菌科细菌的流行病学调查显示,AmpC 酶阳性为 13.3%(149/1157),其中以阴沟肠杆菌、大肠埃希菌、肺炎克雷伯菌阳性率较高。除对亚胺培南敏感外,AmpC 阳性菌株对其他 β- 内酰胺类药物耐药率超过 50%,同时产 ESBLs 菌株则超过 70%,均显著高于非产酶株。

3. 碳青霉烯酶 耐碳青霉烯类肠杆菌科细菌(CRE)的出现是近年肠杆菌科细菌耐药的新特点。其主要耐药机制为细菌产碳青霉烯酶,该类酶包括 A 类 KPC 酶,B 类金属酶 IMP、VIM 和 NDM-1,以及 D 类的 OXA-23 和 OXA-48。KPC-2 是最常见的碳青霉烯酶,在大肠埃希菌、肺炎克雷伯菌、黏质沙雷菌、奇异变形杆菌等肠杆菌科细菌中均有发现,以长江三角洲地区报道最多。据近 9 年我国 CHINET 监测网数据显示,碳青霉烯类耐药肺炎克雷伯菌在 2008 年前检出率不足 1%,但此后开始逐年上升,由 2009 年的 2.9% 上升至 2013 年超过 10%,且大多数菌株为产 KPC-2 阳性株,见图 1-2。

产碳青霉烯酶菌株常同时产 ESBL 和 AmpC 等 β- 内酰胺酶,某些菌株甚至同时合并有外膜蛋白缺失,导致 CRE 对大多数抗菌药物都高度耐药,常为广泛耐药(XDR)或全耐药(PDR)。据 CHINET 2013 年资料显示,除对阿米卡星和复方磺胺甲噁唑的耐药率为 50% 左右外,对其他药物的耐药率介于 70%~ 100%。

产 IMP 型碳青霉烯酶的肠杆菌科菌报道见于日本(IMP-1)、中国台湾(IMP-8)、澳大利亚(IMP-4)、巴西和新加坡(IMP-1)。在中国大陆,主要为 IMP-4 和 IMP-8,

涉及的病原菌主要有阴沟肠杆菌、弗劳地枸橼酸杆菌和肺炎克雷伯菌等。近年来报道较多的 NDM 酶属于金属酶，在 CRE 中的检出呈上升趋势，印度和巴基斯坦等国家的发生率为 5%~18.5%。我国产 NDM-1 的 CRE 报道也呈上升趋势，杨启文等收集了全国 2004-2012 年的 342 株 CRE，发现约 50% 产 KPC-2，7.5% 和 7.4% 产 NDM-1 和 IMP 酶，且大多 NDM-1 阳性株见于 2010 年以后。

二、非发酵糖细菌

（一）鲍曼不动杆菌

鲍曼不动杆菌常在医疗机构环境和人体表面定植，目前已成为医院内获得性感染的主要病原体之一。近年来，该菌表现出了强大的获得各类抗菌药物相关耐药基因的能力，在耐药机制中产多种 β- 内酰胺酶（如 ESBL、AmpC、OXA、NDM-1 酶）、外膜通透性低、主动外排系统等都有涉及，导致对临床常用抗菌药物，如 β-内酰胺类、氨基糖苷类、喹诺酮类等呈现出多重耐药或广泛耐药的特性，已经成为我国耐药性最严重的菌种。我国 CHINET 近 9 年数据显示，我国碳青霉烯耐药鲍曼不动杆菌（CRAB）检出率从 2008 年的 49.3% 上升至 2013 年的 62.5%，见图 1-4，且 60% 以上菌株呈多重耐药模式，在 2013 年，对头孢他啶、头孢吡肟、哌拉西林 / 他唑巴坦、亚胺培南和米诺环素的耐药率都超过 50%。鲍曼不动杆菌 XDR 比例也呈上升趋势，2011 年 XDR 达 21.7%。

产 OXA-23 酶是介导鲍曼不动杆菌对碳青霉烯耐药主要机制，俞云松等发现 bla_{OXA-23}-like 在碳青霉烯耐药株的检出率高达 96.5%，且这些菌株绝大多数为多重耐药株，并属于优势克隆 CC92。

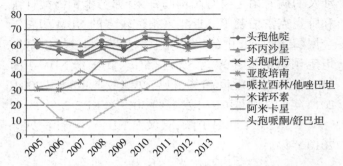

图 1-4 鲍曼不动杆菌对常用抗菌药物的耐药性变迁

值得注意的是,血流感染的鲍曼不动杆菌比例近年也呈上升趋势,据中国 CHINET 监测网报道,鲍曼不动杆菌在血流感染中的分离率已由 2009 年的 2.7% 增加至 2011 年的 3.9%。据国家卫生计生委细菌耐药监测网 2013 年监测全国 1300 余家医院数据显示,血标本分离菌株中,鲍曼不动杆菌分离率居第五位(4%),且 70% 以上都呈多重耐药(MDR),发生后患者死亡率高达 29.8%~58.6%,已给临床治疗带来严峻挑战。

(二)铜绿假单胞菌

约 10% 的院内感染由铜绿假单胞菌引起,该菌对多种抗生素表现为天然或获得性耐药,临床治疗十分困难。据拉丁美洲 SENTRY 细菌耐药监测网调查,1997-2008 年的医院获得性肺炎(HAP)和呼吸机相关性肺炎(VAP)的分离菌中,铜绿假单胞菌居第二位(21.8%),仅次于金黄色葡萄球菌(28.0%)。我国 NPRS 监测网 1994-2001 年的报告也显示,在 7 年分析的 9911 株革兰阴性杆菌中,铜绿假单胞菌位居首位(21.3%),且 40% 以上分离自下呼吸道感染标本。CHINET 2005-2012 年的 8 年间铜绿假单胞菌比例介于 11.6%~16.9%,且主要分离于下呼吸道。近期一项我国

17家ICU的VAP病原学调查也显示,铜绿假单胞菌分离率位居首位(19.7%)。

根据我国CHINET连续9年耐药监测资料显示,铜绿假单胞菌对抗菌药的耐药率趋于平稳,呈缓慢下降趋势,对碳青霉烯耐药率介于20%~30%,对阿米卡星、头孢哌酮/舒巴坦、头孢他啶、环丙沙星和哌拉西林/他唑巴坦耐药率相对较低,MDR株比例约40%~50%,XDR株比例1%~2%,见图1-5。

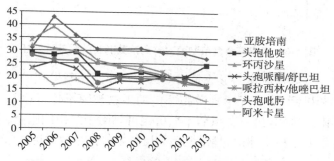

图1-5　铜绿假单胞菌对常用抗菌药物的耐药性变迁

铜绿假单胞菌常存在适应性耐药,主要指宿主环境刺激调节基因改变耐药基因的表达,从而导致细菌在宿主体内的耐药性和体外药敏试验检测的不一致,临床使用体外敏感药物也难于有效,导致临床难治疗、难清除病原菌的困境。

(三)嗜麦芽窄食单胞菌

嗜麦芽窄食单胞菌广泛存在于土壤、植物、人和动物体表及医院环境中,属条件致病菌。中国CHINET监测2005-2013年资料显示,该菌占所有革兰阴性菌的4.0%~5.0%,居于第5~6位。

嗜麦芽窄食单胞菌对碳青霉烯类抗生素天然耐药,临床可使用的抗菌药品种少。中国CHINET监测

2005-2013 年资料显示,嗜麦芽窄食单胞菌对米诺环素的耐药率最低,介于 1%~4%;对左氧氟沙星、复方磺胺甲噁唑(TMP/SMZ)的敏感率介于 5%~15%,头孢哌酮/舒巴坦耐药率近年有上升趋势,见图 1-6。

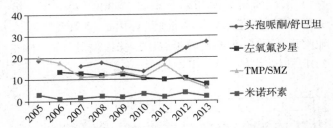

图 1-6　嗜麦芽窄食单胞菌对常用抗菌药物的耐药性变迁

　　生物被膜的形成是嗜麦芽窄食单胞菌新发现的耐药机制,嗜麦芽窄食单胞菌借助生物被膜不仅可以黏附于医用材料(如气管插管),也可黏附于组织细胞上,长期定植于体内,是慢性感染反复发作的主要原因。

第二节　革兰阴性菌耐药机制

　　细菌对抗菌药物的耐药性可分为天然耐药和获得性耐药,前者是指某一种属的细菌由于其结构和生理的特殊性而对某种抗菌药物固有耐药,如嗜麦芽窄食单胞菌对碳青霉烯类天然耐药;而获得性耐药则是由于细菌发生基因突变或获得外源性耐药基因所致。细菌可以通过产生灭活酶、改变抗菌药物作用靶位、降低外膜通透性或主动外排系统等多种机制获得耐药性。

一、药物灭活酶的产生

　　细菌可产生多种灭活酶作用于抗菌药物,使其失去抗菌活性。革兰阴性菌常见的灭活酶包括:β- 内酰胺酶、氨基糖苷类钝化酶和甲基化酶等。

（一）β-内酰胺酶

革兰阴性菌对 β-内酰胺类药物最主要的耐药机制是产生多种 β-内酰胺酶,它可与药物分子结构中的 β-内酰胺环结合并使之打开,从而使抗菌药物失活。目前已发现 1000 多种 β-内酰胺酶,主要采用两种分类方法:Ambler 和 Bush-Jacoby 分类。Ambler 分类根据氨基酸序列,将 β-内酰胺酶分为 A、B、C、D 四类。其中 A、C、D 类为丝氨酸 β-内酰胺酶,B 类酶因需要二价金属离子(Zn^{2+})才能发挥活性,故又称为金属酶。Bush 分类则根据 β-内酰胺酶的功能将其分为 1 群头孢菌素酶、2 群青霉素酶、3 群金属酶和 4 群未知酶。随着 β-内酰胺类的广泛使用,β-内酰胺酶的种类不断增加,其中最重要的是超广谱 β-内酰胺酶(extended-spectrum β-lactamases,ESBLs)、AmpC 型酶和碳青霉烯酶等。革兰阴性菌临床株产生的重要 β-内酰胺酶见表 1-1。

表 1-1　临床革兰阴性菌产生的主要 β-内酰胺酶

Ambler 分类	代表性酶	常见细菌
A 类	ESBLs:CTX-M、TEM、SHV	大肠埃希菌、克雷伯菌属、奇异变形杆菌
	丝氨酸碳青霉烯酶:KPC	肺炎克雷伯菌、大肠埃希菌、产酸克雷伯菌、黏质沙雷菌、肠杆菌属、弗劳地枸橼酸杆菌
B 类	金属 β-内酰胺酶:IMP、VIM、NDM、GIM	肺炎克雷伯菌、大肠埃希菌、产酸克雷伯菌、黏质沙雷菌、肠杆菌属、弗劳地枸橼酸杆菌、不动杆菌属、铜绿假单胞菌

续表

Ambler 分类	代表性酶	常见细菌
C类	头孢菌素酶（AmpC）：CMY、DHA、ACT	染色体介导的AmpC：肠杆菌属、弗劳地枸橼酸杆菌、黏质沙雷菌、摩根摩根菌、斯氏普罗威登菌
		质粒介导的AmpC：肺炎克雷伯菌、大肠埃希菌、肠炎沙门菌
D类	丝氨酸碳青霉烯酶：OXA	OXA-48见于肠杆菌科菌；OXA-23、OXA-24、OXA-58、OXA-143见于不动杆菌属

ESBLs 由大肠埃希菌和肺炎克雷伯菌等革兰阴性菌产生，能够水解青霉素类、头孢菌素类和单环类抗生素，但不能水解碳青霉烯类和头霉素类，其活性可被酶抑制剂抑制。2000年以前，ESBLs以TEM型和SHV型为主，多见于引起医院感染的肺炎克雷伯菌和大肠埃希菌。2000年后，CTX-M型ESBLs在全球广泛传播，成为肠杆菌科细菌ESBLs最主要的类型。社区获得性大肠埃希菌产CTX-M（特别是CTX-M-15）的报道也显著增加。

AmpC 酶由染色体或质粒介导，除沙门菌属、普通变形杆菌、奇异变形杆菌和嗜麦芽窄食单胞菌外，几乎所有的革兰阴性杆菌均可或多或少地产生染色体介导AmpC酶，且最常见于阴沟肠杆菌等肠杆菌属细菌。AmpC 酶能够水解头孢菌素类（包括超广谱头孢菌素）和青霉素类，不能水解第四代头孢菌素和碳青霉烯类，且耐受克拉维酸、舒巴坦和他唑巴坦等酶抑制剂。质粒介导的AmpC型β-内酰胺酶主要包括CMY、FOX、MOX、LAT、MIR和ACT等，国际上以CMY型多见，我国则以 DHA 型和 ACT 型为主。

碳青霉烯类是治疗其他 β- 内酰胺类耐药的革兰阴性菌的最后一道防线，而碳青霉烯酶的出现无疑给临床治疗带来了巨大挑战。碳青霉烯酶能水解碳青霉烯类（如厄他培南、亚胺培南和美罗培南），以及其他 β- 内酰胺类抗生素，包括青霉素、头孢菌素和 β- 内酰胺酶抑制剂等。更为严重的是，携带质粒介导碳青霉烯酶耐药菌存在潜在暴发的危险。临床常见的碳青霉烯酶包括 Ambler A 类（如 KPC）、Ambler B 类（如 NDM、IMP、VIM 等）和 Ambler D 类（如 OXA-48、OXA-23 和 OXA-51 等）。

2004 年，我国浙江地区首次分离出 KPC 阳性的肺炎克雷伯菌，自此产 KPC 肠杆菌科细菌在国内开始流行。KPC-2 是国内最常见的碳青霉烯酶，多见于肺炎克雷伯菌。国际上 bla_{KPC-3} 基因常在肺炎克雷伯菌和阴沟肠杆菌中检出，而我国仅在大肠埃希菌和弗劳地枸橼酸杆菌中检测出该基因。

临床上较为常见的金属 β- 内酰胺酶为 IMP、VIM、SPM 和 NDM。我国最先报道的金属 β- 内酰胺酶为 IMP-4，存在于杨氏枸橼酸杆菌（*Citrobacter youngae*）和不动菌属，随后在克雷伯菌属中也有检出。VIM-2 是我国不同医院铜绿假单胞菌中检测出的唯——种 VIM 型金属 β- 内酰胺酶。2009 年 Yong 等首次发现新德里金属 β- 内酰胺酶（New Delhi metallo-β-lactamases，NDM），该酶现已迅速波及全球多个国家和地区。NDM 几乎可以水解所有的 β- 内酰胺类，大多由肠杆菌科细菌和不动杆菌属产生，特别是肺炎克雷伯菌和大肠埃希菌。编码 NDM-1 的基因常位于质粒上，具有迅速水平传播的能力，可能会导致多重耐药株的蔓延。

OXA 酶主要见于铜绿假单胞菌和鲍曼不动杆菌，

而肠杆菌科中较少见。我国鲍曼不动杆菌中以 OXA-23 最为常见。大多数获得性 OXA 酶基因位于质粒整合子上,具有快速变异和广泛传播的能力。虽然 OXA 酶水解碳青霉烯类的能力较弱,但它能与外排系统和孔蛋白共同作用,造成碳青霉烯类耐药。

(二)氨基糖苷类钝化酶

氨基糖苷类钝化酶(aminoglycoside modifying enzymes,AMEs)是细菌对氨基糖苷类耐药的最重要原因。AMEs 来源于某些细菌正常呼吸所需要的酶,主要包括三类:氨基糖苷磷酸转移酶(aminoglycoside phosphotransferase,APH)、氨基糖苷核苷酸转移酶(aminoglycoside nucleotidyltransferase,ANT),以及氨基糖苷乙酰转移酶(aminoglycoside acetyltransferase,AAC)。这些钝化酶共价修饰抗菌药物的氨基或羟基,使氨基糖苷类与核糖体不能紧密结合,从而无法发挥抗菌作用。AMEs 可通过可移动元件在细菌间传播,耐药基因常由整合子携带。

(三)甲基化酶

16S rRNA 甲基化酶是肠杆菌科、铜绿假单胞菌和不动杆菌属对氨基糖苷类耐药的重要机制之一。16S rRNA 甲基化酶能够作用于氨基糖苷类的靶位而导致细菌对几乎所有氨基糖苷类高水平耐药。已报道的16S rRNA 甲基化酶基因包括:*armA*、*rmtB*、*rmtC* 和 *rmtD*等,国内临床分离株主要检测到 *armA* 及 *rmtB*。这些基因多位于质粒的转座子上,并广泛存在于革兰阴性杆菌中,为耐药基因在细菌间的播散提供条件。

二、抗菌药物作用靶位改变

由于抗菌药物作用靶点较特异,因此靶位的任何微小改变都将显著影响抗菌药物的结合。例如,

β-内酰胺类的作用靶点是青霉素结合蛋白(penicillin binding proteins, PBPs),细菌通过改变PBPs的结构降低β-内酰胺类抗菌药物与其的亲和力,产生耐药性。与革兰阳性菌相比,革兰阴性菌中由PBPs改变引起的耐药较少见,主要为流感嗜血杆菌和淋病奈瑟菌。

喹诺酮类是治疗医院和社区感染最常使用的抗菌药物之一,它能够直接抑制细菌DNA的合成,作用靶位为两种拓扑异构酶,即DNA旋转酶(属于Ⅱ型拓扑异构酶)和Ⅳ型拓扑异构酶。前者由GyrA和GyrB两种亚基组成,后者由ParC和ParE组成。喹诺酮类药物靶位改变引起的耐药性由染色体介导。大多数高水平耐药临床菌株存在拓扑异构酶突变,且GyrA和ParC常存在不止一个突变位点。而GyrB和ParE的突变较少见。在革兰阴性菌中,质粒介导的氟喹诺酮类耐药由靶位保护蛋白Qnr、灭活酶Aac-6′-Ib-cr及外排泵OqxAB和QepA引起,尽管耐药水平较低,但它可与其他耐药机制共同起作用,使细菌产生高水平耐药。这些耐药基因位于质粒上,可使喹诺酮类耐药性在菌株间广泛传播。

三、细菌外膜通透性改变

革兰阴性菌的细胞外膜上存在多种孔蛋白,是营养物质和亲水性抗菌药物的通道。孔蛋白表达下降、类型转换或结构突变均能够减少抗菌药物进入细菌细胞内,影响药物的敏感性,进而产生耐药。β-内酰胺类抗菌药物的敏感性与肠杆菌科细菌的非特异性孔蛋白OmpC和OmpF亚类存在密切相关。细菌产生钝化酶,同时联合孔蛋白缺失可影响其耐药表型。研究显示细菌产ESBLs或AmpC酶联合孔道蛋白缺失,是导致肠杆菌科细菌对碳青霉烯类中高水平耐药的常见原因。

四、细菌外排系统的作用

主动外排系统也是革兰阴性菌多重耐药的重要机制之一。根据氨基酸序列的同源性,可将外排泵主要分为 5 个超家族,包括 RND 家族、MFS 家族、MATE 家族、SMR 家族和 ABC 家族,其中以 RND 家族最为常见。铜绿假单胞菌的外排泵包括 MexAB-OprM、MexCD-OprJ、MexEF-OprN 和 MexXY-OprM 等。鲍曼不动杆菌中也存在不同类型的 RND 外排系统,如 AdeABC、AdeDE、AdeFGH 和 AdeIJK 等,这些系统能够降低氨基糖苷类、氟喹诺酮类、四环素和氯霉素的敏感性。AcrAB-TolC 是肠杆菌科细菌最主要的外排泵,其过度表达与抗菌药物的多重耐药性有关。一项对医院中氟喹诺酮类耐药大肠埃希菌的研究表明,菌株的多重耐药情况越严重,其 AcrAB 基因高表达的可能性也越大;同时,多重耐药株均对氟喹诺酮类不敏感,提示氟喹诺酮类耐药与多重耐药存在潜在联系,AcrAB 高表达可能将成为细菌多重耐药的生物标记。

参 考 文 献

1. 汪复,朱德妹,胡付品,等.2013 年中国 CHINET 细菌耐药性监测.中国感染与化疗杂志,2014,14(5):365-374.

2. Jones RN,Castanheira M,Hu B,et al.Update of contemporary antimicrobial resistance rates across China:reference testing results for 12 medical centers(2011).Diagn Microbiol Infect Dis,2013,77(3):258-266.

3. Zhuo C,Li XQ,Zong ZY,et al.Epidemic plasmid carrying bla(CTX-M-15)in Klebsiella penumoniae in China.PLoS One,2013,8(1):e52222.

4. Hawser SP, Bouchillon SK, Hoban DJ, et al.Incidence and antimicrobial susceptibility of Escherichia coli and Klebsiella pneumoniae with extended-spectrum beta-lactamases in community- and hospital-associated intra-abdominal infections in Europe: results of the 2008 Study for Monitoring Antimicrobial Resistance Trends (SMART).Antimicrob Agents Chemother, 2010, 54 (7): 3043-3046.

5. Xia S, Fan X, Huang Z, et al.Dominance of CTX-M-type extended-spectrum β-lactamase (ESBL)-producing Escherichia coli isolated from patients with community-onset and hospital-onset infection in China.PLoS One, 2014, 9 (7): e100707.

6. Tamma PD, Girdwood SC, Gopaul R, et al.The use of cefepime for treating AmpC β-lactamase-producing Enterobacteriaceae.Clin Infect Dis, 2013, 57 (6): 781-788.

7. 孙宏莉, 宁永忠, 廖康, 等. 全国 10 所教学医院产 ESBLs 和质粒 AmpC 酶大肠埃希菌及肺炎克雷伯菌的研究. 中国感染与化疗杂志, 2007, 7 (5): 323-329.

8. Wei ZQ, Du XX, Yu YS, et al.Plasmid-mediated KPC-2 in a Klebsiella pneumoniae isolate from China.Antimicrob Agents Chemother, 2007, 51 (2): 763-765.

9. Qin S, Fu Y, Zhang Q, et al.High incidence and endemic spread of NDM-1- positive Enterobacteriaceae in Henan Province, China. Antimicrob Agents Chemother, 2014, 58 (8): 4275-4282.

10. Munoz-Price LS, Weinstein RA.Acinetobacter infection.N Engl J Med, 2008, 358 (12): 1271-1281.

11. 李光辉, 朱德妹, 汪复, 等. 2011 年中国 CHINET 血培养临床分离菌的分布及耐药性. 中国感染与化疗杂志, 2013, 13 (4): 241-247.

12. Yang YS, Lee YT, Huang TW, et al.Acinetobacter baumannii nosocomial pneumonia: is the outcome more favorable in non-

ventilated than ventilated patients? BMC Infect Dis,2013,13: 142.

13. Jones RN.Microbial etiologies of hospital-acquired bacterial pneumonia and ventilator-associated bacterial pneumonia.Clin Infect Dis,2010,51(Suppl 1):S81-87.

14. Breidenstein EB,de la Fuente-Núñez C,Hancock RE.Pseudomonas aeruginosa:all roads lead to resistance.Trends Microbiol,2011, 19(8):419-426.

15. Zhou H,Yang Q,Yu YS,et al.Clonal spread of imipenem-resistant Acinetobacter baumannii among different cities of China.J Clin Microbiol,2007,45(12):4054-4057.

16. Liebana E,Carattoli A,Coque TM,et al.Public health risks of enterobacterial isolates producing extended-spectrum β-lactamases or AmpC β-lactamases in food and food-producing animals:an EU perspective of epidemiology,analytical methods, risk factors,and control options.Clin Infect Dis,2013,56 (7):1030-1037.

17. Munoz-Price LS,Poirel L,Bonomo RA,et al.Clinical epidemiology of the global expansion of Klebsiella pneumoniae carbapenemases. Lancet Infect Dis,2013,13(9):785-796.

18. Cornaglia G,Giamarellou H,Rossolini GM.Metallo-β-lactamases: a last frontier for β-lactams? Lancet Infect Dis,2011,11(5):381-393.

19. Bush K,Fisher JF.Epidemiological expansion,structural studies,and clinical challenges of new β-lactamases from gram-negative bacteria.Annu Rev Microbiol,2011,65:455-478.

20. Doi Y,Arakawa Y.16S ribosomal RNA methylation:emerging resistance mechanism against aminoglycosides.Clin Infect Dis, 2007,45(1):88-94.

21. Nikaido H,Pagès JM.Broad specificity efflux pumps and their

role in multidrug resistance of Gram-negative bacteria.FEMS Microbiol Rev,2012,36(2):340-363.

（卓 超 王 辉）

第二章 耐药革兰阴性菌的实验室检测

目前在全球范围内多重耐药（MDR）、广泛耐药（XDR）及全耐药（PDR）的革兰阴性杆菌呈上升趋势，给临床治疗带来了巨大的挑战。耐药革兰阴性菌及时、准确的检出及药敏试验的测定是临床抗菌治疗成败的关键。本章将从革兰阴性菌的药敏测定、特殊耐药菌的检测和耐药菌的快速检测三方面进行阐述，介绍常用的实验室检测方法、各类方法的优缺点比较及其临床应用。

第一节 药 敏 测 定

进行细菌体外药物敏感性测定的主要目的：①预测药物体内抗菌活性，指导临床抗菌药物的选择；②筛选获得性耐药细菌，避免产生或加重细菌的耐药性；③评估药物对某种病原菌的体外抗菌活性或预测新型抗菌药物的临床治疗潜能以及抗菌谱；④监测细菌耐药性的变迁，掌握耐药细菌感染的流行病学，为临床经验性用药提供参考依据。常用药敏方法简述如下：

一、常用药敏测定方法

（一）纸片扩散法

【原理】在琼脂上接种待测菌后，将含有定量抗菌药物纸片贴在琼脂表面，纸片中的药物在琼脂中扩散；随着扩散距离的增加，抗菌药物的浓度呈对数降低，在纸片周围形成浓度梯度。过夜培养后待测菌在纸片周围一定距离开始生长,形成透明抑菌圈。抑菌圈的大小可反映细菌对所测定药物的敏感程度,并与抗菌药物的最低抑菌浓度(MIC)呈负相关,即 MIC 越小,抑菌圈直径越大。

【适用范围】纸片扩散法是最为经典、简便、经济、选药灵活的药敏测定方法,目前在临床微生物实验室应用比较广泛。此方法只适用于大多数快生长的需氧菌。对于某些菌种(如李斯特菌属、厌氧菌等),由于需要特殊的培养基、不同的孵育环境,或者菌株间的生长速率差异较大等原因,尚没有标准的纸片扩散法操作程序及判定折点,因此必须作 MIC 测定。

【注意事项】①在操作过程中,应尽量挑取单一菌落,防止不同菌种间的污染;②配制菌悬液浓度应适当,一般要求 0.5 麦氏浊度;③不同菌种、不同药物的孵育时间、孵育温度和 CO_2 环境的需求略有不同,应严格按照 CLSI 推荐条件进行;④所用纸片均为缩写,应避免药物间的混淆;⑤不同标本来源,所选取的抗菌药物组合会略有不同,如尿液、脑脊液等;⑥该方法得到的是抑菌圈直径,不是 MIC 值,故对临床治疗的指导作用不如 MIC 值更加直观可靠。

（二）琼脂稀释法

【原理】琼脂稀释法是将含不同浓度的药物混匀于琼脂平板培养基中,采用多点定量接种器接种细菌,经孵育后观察细菌生长情况,MIC 值为抑制细菌生长的琼脂平板所含的最低药物浓度。

【适用范围】琼脂稀释法可得到定量的 MIC 值,可用于没有纸片扩散法折点的菌种和药物,新抗菌药的体外抗菌活性测定,以及有关耐药性与耐药机制的科研。

【注意事项】新制备的 M-H 琼脂平板可当天使用或密封于塑料袋中 4~8℃保存,对一些不稳定的抗菌药物,如亚胺培南、头孢克洛、克拉维酸复合制剂、氨苄西林、甲氧西林等应尽可能使用新鲜平皿。接种菌量对药敏结果 MIC 值可以产生明显影响,对琼脂稀释法来说最终的接种量为每点 10^5CFU。另外,该方法工作量较大,费时费力。该方法不适用于达托霉素的药敏测定。

(三)自动化药敏检测系统

【原理】基于肉汤稀释法,实现微生物孵育与检测的一体化。采用比浊法检测液体培养基中细菌的生长状况或者检测特殊培养基中荧光基质的水解作用。若细菌生长受抗菌药物抑制,则相应孔位浊度降低;不受抑制则孔位浊度增加。

【适用范围】自动化药敏检测系统被用于临床微生物室常规检测,近年来应用有增多趋势,相对于纸片扩散法药敏测定,节省劳动力。系统携带的药敏专家系统具有自动化、智能化、标准化等优势,并与实验室信息系统连接。专家系统可以对所得药敏结果进行自动验证,识别异常表型,提示试验中可能出现的技术错误,以便实验室工作人员进行确认。专家系统还能通过微生物药敏谱预测被检测细菌可能的耐药机制,方便实验室修正药敏报告,正确指导临床治疗。目前,国内常用的药敏检测系统有 Vitek 2 compact、Phoenix 100 等。

【注意事项】浊度技术出现云雾状浊度或片状沉淀物时,可被自动化阅读仪遗漏,导致结果错误。荧光法比浊度法更为灵敏,但由于荧光检测技术是间接的,检测结果可能受细菌对荧光底物的代谢能力等因素的影响。为更快地得到药物敏感性试验结果,对标准药物敏感试验方法进行改良,如提高接种细菌的浓度,使用特殊生长培养基,以加快细菌生长或利于细菌耐药检测。另外,自动化药敏检测系统存在抗菌药物种类及数量局限,某些药物折点改变不能及时更新,药敏专家系统升级延迟等缺陷。

(四)浓度梯度法(Etest 法)

【原理】浓度梯度法是一种结合稀释法和扩散法原理对抗微生物药物直接定量的药敏试验技术。常用的浓度梯度法所用试条是一条 5mm × 50mm 的无孔试剂载体,一面固定有一系列预先制备的、浓度呈连续指数增长的抗菌药物,另一面有读数和判别的刻度。抗菌药物的梯度可覆盖有 20 个 MIC 稀释浓度的范围,其斜率和浓度范围对判别有临床意义的 MIC 范围和折点具有较好的关联。

【适用范围】浓度梯度法适用范围广泛,并且操作简便,可直接获得菌株的 MIC 结果。但价格较高,临床实验室主要作为其他药敏检测方法的补充,例如,仅有 MIC 折点而无纸片扩散法折点,纸片扩散法不适用仅能进行 MIC 测定或根据临床需要在全自动药敏检测结果的基础上单独增加某种药物的药敏试验。此方法也用于科研工作。

【注意事项】药敏结果的正确读取是浓度梯度法准确可靠的前提,因此需要严格根据说明书对特殊菌属(如变形杆菌属)、药物(替加环素等)的结果进行正确判读。浓度梯度法与 CLSI 的稀释法获得的 MIC 结果呈高度相关性,CLSI MIC 折点适用于浓度梯度法。

二、药敏测定的临床意义

根据抑菌圈的大小或 MIC 值,参照药敏折点标准

"敏感(S)"、"中介(I)"、"耐药(R)"判定结果。

1. S表示通常情况下,使用推荐剂量的该药物时,感染部位所能达到的药物浓度能够抑制该菌株的生长。

2. R表示常规剂量的药物在感染部位通常达到的药物浓度,不能抑制菌株的生长或者证实菌株存在某些特定的耐药机制(如产生β-内酰胺酶等)或者治疗显示药物对该菌的临床疗效不可靠。

3. I表示血液和组织中通常可达到的药物水平接近菌株的MIC,药物治疗的反应率可能低于敏感株。I还意味着药物在生理浓集的部位具有临床疗效(如尿液中的喹诺酮类和β-内酰胺类浓度较高)或者可以使用高于正常剂量的药物进行治疗(如β-内酰胺类)。同时,I还代表缓冲区,防止微小的、未能控制的技术因素造成重大的结果解释错误,特别是对那些安全范围窄的药物。

4. CLSI M100-S24(2014年)新引入肠杆菌科药敏试验的"剂量依赖性敏感(SDD)"的概念,CLSI建议报告肠杆菌科细菌头孢吡肟药敏试验时,用"SDD"替代"中介"。当菌株的头孢吡肟MIC为4或8mg/L(或抑菌圈直径19~24mm)时,报告为SDD,提示使用高剂量方案治疗感染。

体外药物敏感性测定能够预测药物体内活性,但是药物在体内的作用受到多方面因素的影响,例如宿主对药物的反应性、基础疾病、感染部位、药物代谢动力学等,导致体外药敏与体内活性不一致的现象。

三、不同菌种药敏测定的抗菌药物选择

对于分离的可疑病原菌,若不能从该菌的种属特

征可靠地推知其对抗菌药物的敏感性,就需要进行药敏试验。以下情况不必进行药敏试验:正常菌群与感染的关系不明确时;污染菌;已知细菌对某种抗生素天然耐药或全部敏感。不同菌种进行药敏测定时应考虑抗菌药物的抗菌谱、细菌的耐药机制、抗菌药物的药代动力学特点、流行病学资料、菌株的分离部位和天然耐药等因素。

药物的选择主要分为A、B、C、U四个组:① A组药物用于常规和首选试验,其结果也应常规报告。② B组包含一些临床上重要、特别针对医院感染的抗菌药物,可用于首选试验,但只是选择性地报告临床。例如当细菌对A组同类药物耐药时,可选择性报告B组中的一些结果。B组其他报告指征包括以下几点:特定的标本来源(如第三代头孢菌素对脑脊液中的肠杆菌科菌,或者磺胺甲噁唑/甲氧苄啶对泌尿道的分离菌株);多种细菌感染;多部位感染;对A组药过敏、耐受或无效的病例;以流行病学调查为目的向感染控制部门报告。③ C组包括替代性或补充性抗菌药物,可在以下情况进行试验:某些单位潜在有局部或广泛流行的对数种基本药物(特别是同类的,如β-内酰胺类或氨基糖苷类)耐药的菌株;对基本药物过敏的患者;少见菌的感染(如氯霉素对肠道外分离的沙门菌属或耐万古霉素的肠球菌);以流行病学调查为目的向感染控制部门报告。④ U组包含某些仅用于治疗泌尿道感染的抗菌药物(如呋喃妥因和某些喹诺酮类药物),这些药物对除泌尿道以外的感染部位分离的病原菌不应常规报告,主要针对一些特定的泌尿道致病菌。常见耐药革兰阴性菌不同组别的常规测试药物见表2-1。

表2-1　肠杆菌科菌、铜绿假单胞菌、鲍曼不动杆菌、嗜麦芽窄食单胞菌常规测试的抗菌药物

药物组别	肠杆菌科菌	铜绿假单胞菌	鲍曼不动杆菌	嗜麦芽窄食单胞菌
A 组	氨苄西林^d	头孢他啶	氨苄西林/舒巴坦	甲氧苄啶/磺胺甲噁唑
	头孢唑林^e	庆大霉素、妥布霉素	头孢他啶	
	庆大霉素、妥布霉素	哌拉西林	环丙沙星、左氧氟沙星	
			亚胺培南、美罗培南	
			庆大霉素、妥布霉素	
B 组	阿米卡星	阿米卡星	阿米卡星	*头孢他啶
	阿莫西林/克拉维酸、氨苄西林/舒巴坦	氨曲南	哌拉西林/他唑巴坦、替卡西林/克拉维酸	*氯霉素^b
	哌拉西林/他唑巴坦、替卡西林/克拉维酸	头孢吡肟	头孢吡肟	左氧氟沙星
	头孢呋辛	环丙沙星、左氧氟沙星	头孢噻肟、头孢曲松	米诺环素
	头孢吡肟	亚胺培南、美罗培南	多西环素、四环素	*替卡西林/克拉维酸
	头孢替坦、头孢西丁	哌拉西林/他唑巴坦、替卡西林	米诺环素	

续表

药物组别	肠杆菌科菌	铜绿假单胞菌	鲍曼不动杆菌	嗜麦芽窄食单胞菌
B组	头孢噻肟[d,e] 或头孢曲松[d,e]			
	环丙沙星[d]、左氧氟沙星[d]			
	厄他培南、亚胺培南、美罗培南			
	哌拉西林		哌拉西林	
	甲氧苄啶/磺胺甲噁唑[d]		甲氧苄啶/磺胺甲噁唑	
C组	氨曲南、头孢他啶			
	头孢洛林			
	氯霉素[b,d]			
	四环素[a]			
U组	头孢唑林[c](非复杂性尿路感染(UTI)的替代药物)	氧氟沙星、诺氟沙星		
	磷霉素			
	氧氟沙星、诺氟沙星			

续表

药物组别	肠杆菌科菌	铜绿假单胞菌	鲍曼不动杆菌	嗜麦芽窄食单胞菌
U 组	呋喃妥因			
	磺胺甲噁唑			
	甲氧苄啶			

注意：表中同一小框内的药物类似，其结果解释和临床疗效都很接近，不必同时测定药物，例如，对头孢噻肟敏感的肠杆菌科菌株，被认为对头孢曲松也敏感；而"或"字表示一组相关的药物，其抗菌谱和结果解释几乎完全相同，所以通常在每个小框中"或"的药物只选择一种抗菌药物进行试验。当肠杆菌科菌、鲍曼不动杆菌对常规测试的菌药物均耐药，应该进行药敏试验并报告 MIC 值。

* 仅用于 MIC 试验；纸片扩散法不可靠。

a 四环素敏感的菌株也被认为对多西环素和米诺环素敏感。然而，四环素中小诺耐药的某些耐药株可以对多西环素或米诺环素或者两者敏感。

b 分离于泌尿道的菌株不作为常规报告。

c 当治疗由大肠埃希菌、肺炎克雷伯菌引起的非复杂性尿路感染时，可用头孢唑林的结果去预测口服药物头孢克洛、头孢地尼、头孢泊肟、头孢丙烯、头孢呋辛酯，因为部分菌株在对头孢唑林耐药时，可以对这 3 种药物敏感。

d 对于沙门菌属和志贺菌属，第一、二代头孢菌素、头霉素类可能会出现体外敏感，但临床治疗无效的情况，此时这些药物不应该报告。对于沙门菌属便标本分离的沙门菌属和第三代头孢菌素、头孢泊肟，一种氟喹诺酮类和甲氧苄啶/磺胺甲噁唑。对于从肠道外分离的沙门菌属应该测定并报告一种第三代头孢菌素或根据肠道或非肠道来源的伤寒样沙门菌属（伤寒沙门菌和副伤寒沙门菌 A~C 群）进行体外药敏的测定，其他肠道来源的非伤寒样沙门菌属不需要常规测定其体外药敏。

e 对 CSF 分离株，头孢噻肟或头孢曲松替代头孢唑林进行测定。

四、依据耐药表型推测可能的耐药机制

药敏报告是用来指导临床医生选择及调整抗菌药物的主要依据,有利于患者感染性疾病的治疗,正确解读药敏结果就成为抗菌药物正确选择和使用的关键。肠杆菌科菌对常用 β- 内酰胺类药物耐药表型及可能的耐药机制总结见表 2-2,希望能够增强临床医生对体外药敏结果的正确理解。

(一)超广谱 β- 内酰胺酶(ESBLs)

ESBLs 可水解青霉素类、第一代头孢菌素、第二代头孢菌素、大部分第三代头孢菌素、头孢吡肟和氨曲南,不能水解酶抑制剂复合制剂、头霉素类和碳青霉烯类。不作 ESBL 检测时,肠杆菌科细菌对头孢呋辛、头孢噻肟或头孢曲松耐药,基本上就是产 ESBL 菌株。不同基因型水解底物谱有差异,不是所有的产 ESBL 菌株对青霉素类、头孢菌素和氨曲南均耐药。如果在药敏报告中大肠埃希菌、肺炎克雷伯菌、奇异变形杆菌对青霉素类,第一、二代头孢菌素,头孢噻肟,头孢曲松耐药,而对头孢他啶、头孢吡肟或氨曲南中介 / 剂量依赖敏感或敏感,且 ESBLs 阳性,提示可能产 CTX-M 型酶。对于这些菌株引起的感染,采用头孢他啶或头孢吡肟治疗可能有效。但随着 ESBLs 新基因型的不断出现,其药敏谱型也越来越复杂,所以临床的治疗还应该根据具体的药敏结果来选择用药。

(二)头孢菌素酶(AmpC)

可水解青霉素类、头孢菌素类、头霉素类和单环类,而不能水解碳青霉烯和第四代头孢菌素。诱导型和结构型 AmpC 酶主要见于肠杆菌属、枸橼酸杆菌属、沙雷菌属、普罗威登菌属及摩根菌属中。质粒型 AmpC 酶主要见于肺炎克雷伯菌、大肠埃希菌等肠

表 2-2 肠杆菌科菌对常用 β- 内酰胺类药物耐药表型及可能的耐药机制

抗菌药物	代表品种	产 ESBL 的菌株	产诱导型 AmpC 酶	结构型或质粒型 AmpC 酶	产碳青霉烯酶
青霉素类	氨苄西林、哌拉西林	R	R	R	R
一代头孢	头孢唑林	R	S/I/R	R	R
二代头孢	头孢呋辛	R	S/I/R	R	R
三代头孢	头孢噻肟、头孢曲松	R	S	S	R
	头孢他啶	R/I/S	S	R	R
四代头孢	头孢吡肟	R/SDD/S	S	S	R
β- 内酰胺类 / 酶抑制剂复合制剂	阿莫西林 / 克拉维酸	S/I/R	R	R	R
	氨苄西林 / 舒巴坦	S/I/R	S/I/R	R	R
	哌拉西林 / 他唑巴坦	S/I/R	S/I/R	R	R

续表

抗菌药物	代表品种	产 ESBL 的菌株	产诱导型 AmpC 酶	结构型或质粒型 AmpC 酶	产碳青霉烯酶
	替卡西林/克拉维酸	S/I/R	I/R	R	R
	头孢哌酮/舒巴坦	S/I/R	S/I/R	R	R
单环类	氨曲南	R	S	R	R
头霉素类	头孢美唑、头孢西丁	S	R	R	R
碳青霉烯类	厄他培南	S	S	S	R/I/S
	亚胺培南、美罗培南	S	S	S	R/I/S

注:R:耐药;I:中介;SDD:剂量依赖敏感;S:敏感。

杆菌科细菌。但随着新基因型的出现,以及 ESBLs 和 AmpC 酶同时存在情况的出现,有时很难通过药敏谱型去判断其背后的耐药基因型。

(三)碳青霉烯酶

碳青霉烯酶可水解碳青霉烯类,如美罗培南、亚胺培南、厄他培南等。在体外药敏中,并非所有的碳青霉烯类药物均表现为耐药,这与产酶量的多少,以及存在其他耐药机制等有关。在肠杆菌科细菌中,厄他培南一般要比亚胺培南和美罗培南更易于耐药,在作改良 Hodge 试验时,可表现为阴性或弱阳性;但变形杆菌属、普罗维登菌属以及摩根摩根菌除外,这些菌株因存在碳青霉烯酶以外机制而表现为对亚胺培南的敏感性降低(中介或耐药)。另外,ESBLs 和 AmpC 酶联合膜孔蛋白缺失也可表现为碳青霉烯类耐药。所以,随着耐药机制研究的不断深入,新耐药机制的产生,会使得其耐药谱型间的差异变小,从耐药表型判断耐药机制也就越复杂。

第二节 特殊耐药菌的检测

一、ESBL 的检测

采用纸片扩散法头孢他啶 $30\mu g$、头孢他啶 / 克拉维酸 $30/10\mu g$ 和头孢噻肟 $30\mu g$、头孢噻肟 / 克拉维酸 $30/10\mu g$。任一抗菌药物联用克拉维酸时的抑菌圈直径比单用时直径 $\geqslant 5mm$, 为 ESBL 阳性。或肉汤稀释法头孢他啶 $0.25\sim128\mu g/ml$、头孢他啶 / 克拉维酸 $0.25/4\sim128/4\mu g/ml$ 和头孢噻肟 $0.25\sim64\mu g/ml$、头孢噻肟 / 克拉维酸 $0.25/4\sim64/4\mu g/ml$。任一抗菌药物联用克拉维酸时的 MIC 比单用时的 MIC 降低 $\geqslant 3$ 个倍比稀释浓度为 ESBL 阳性。

适用于肺炎克雷伯菌、产酸克雷伯菌、大肠埃希菌和奇异变形杆菌 ESBL 检测。注意检测试验必须有质控菌株 ESBL(+) ATCC700603 肺炎克雷伯菌、ESBL(-) ATCC25922 大肠埃希菌。

二、AmpC 酶的检测

AmpC 酶是不被克拉维酸抑制的丝氨酸头孢菌素酶,AmpC 酶可分为诱导型、结构型。

(一)诱导型 AmpC 酶的检测

诱导产 AmpC 酶定性试验:按标准纸片琼脂扩散法操作,将浊度为 0.5 麦氏浊度的受试菌菌液接种于 M-H 琼脂平皿,作为诱导剂的头孢西丁纸片贴于平皿中央,作为指示剂的头孢他啶、头孢噻肟、头孢曲松和氨曲南纸片贴于头孢西丁纸片周围,各指示剂纸片与头孢西丁纸片中心相距 20mm,37℃培养 16~18 小时后观察结果,任一指示剂纸片邻近头孢西丁一侧出现抑菌圈被切割的现象,即判断为阳性,该菌株为诱导性产 AmpC 酶菌株。该试验以纸片扩散法为基础,简便易行,适合于临床使用,其缺点是影响因素多,且该试验只能定性地说明测试菌株是否产诱导型 AmpC 酶,而对诱导后产酶量不能确定。

(二)结构型 AmpC 酶的检测

1. 根据耐药表型推断　如果受试菌对第一、二、三代头孢菌素,氨曲南,头孢西丁耐药,对 β- 内酰胺类 / 酶抑制剂复合制剂中介或耐药,而对第四代头孢菌素和碳青霉烯类敏感,则高度提示其高产 AmpC 酶;克雷伯菌属或大肠埃希菌对头霉素耐药,对第四代头孢菌素敏感,也强烈提示高产 AmpC 酶(质粒介导)。如果细菌存在多种耐药机制,单纯根据药敏表型结果推测耐药机制不可靠。

2. 改良三维试验 按照纸片扩散药敏试验的标准方法,将大肠埃希菌 ATCC25922 接种至 M-H 平皿上,贴上 30μg 头孢西丁纸片,在其周围切出小槽,将受试菌的粗酶液加入小槽中,如果粗酶液中含有高水平的 AmpC 酶,则作为指示菌 ATCC25922 将沿小槽向心性生长。改良三维试验虽然有很多优点,但临床上不易推广,费用较高,操作烦琐,且非产 AmpC 酶菌株出现的假阳性也是三维试验不能解决的问题。

3. 双纸片氯唑西林增效试验 利用氯唑西林在体外对 AmpC 酶的抑制作用,以氯唑西林同时辅以不同的药敏指示剂,以加氯唑西林的纸片抑菌圈比不加氯唑西林的纸片抑菌圈≥5mm 作为筛选高产 AmpC 酶的折点。双纸片氯唑西林增效试验操作简便、快捷,但其敏感性和特异性仍需大样本量试验证实。

AmpC 酶检测适用于肠杆菌属、枸橼酸杆菌属、黏质沙雷菌、摩根摩根菌、铜绿假单胞菌等菌属。

三、碳青霉烯酶的检测

改良霍奇试验(MHT):首先制备 0.5 麦氏浊度的大肠埃希菌 ATCC25922 悬液,再用生理盐水或肉汤 1∶10 稀释,接种于 M-H 琼脂平板。贴 10μg 厄他培南或 10μg 美罗培南纸片,挑取待测菌株,从纸片边缘向外划直线。孵育后,如果 M-H 平板上试验菌株或质控菌株(肺炎克雷伯菌 ATCC BAA-1705-MHT 阳性、肺炎克雷伯菌 ATCC BAA-1706-MHT 阴性)与抑菌圈划线交叉部分出现生长增强即为碳青霉烯酶阳性,无增强现象即为碳青霉烯酶阴性。对于 MHT 阳性的菌株,应检测碳青霉烯类对菌株的 MIC 值。MHT 对 KPC 型碳青霉烯酶检测有好的敏感性和特异性,但对低水平表

达的金属 β- 内酰胺酶检测结果尚不确定。

该法适用于肠杆菌科细菌且对一种或多种碳青霉烯类药物中介或耐药的菌株,对非发酵革兰阴性杆菌无更多的研究数据。

第三节　耐药菌的快速检测

一、显色培养基快速检测 ESBL

显色培养基如 ChromID ESBL 培养基含多种抗生素(头孢泊肟等)及 β-D- 吡喃半乳糖苷和吡喃葡萄糖苷显色底物,肠杆菌科菌在生长代谢过程中所产生的酶(如 β- 葡萄糖苷酸酶等)与培养基中相应的底物发生显色反应,对常见的肠杆菌科菌可在孵育 18~24 小时后,直接获得 ESBL 及细菌鉴定结果。ESBL 阳性的大肠埃希菌生长菌落呈现粉色至酒红色。ESBL 阳性的克雷伯菌属、肠杆菌属、沙雷菌属、枸橼酸杆菌属生长菌落呈现绿色 / 蓝色至棕绿色。产 ESBL 的变形杆菌属、普罗威登菌属、摩根摩根菌菌落呈现深棕色至浅棕色。结果容易判读,可以作复数菌的鉴定及 ESBL 检测。

二、分子生物学方法

1. 普通 PCR 技术　是利用 PCR 技术检测细菌耐药基因的常用的快速分子生物学方法。

2. 多重 PCR 技术　临床病原菌显示越来越多的多重耐药性,需要对多类抗菌药物的耐药基因进行检测,多重 PCR 技术的发展满足了这一需求。多重 PCR 技术是在反应体系中加入多对引物进行 PCR 反应,同时扩增一份 DNA 样本中的不同序列区域,每对引物所扩增的产物长度不同,可以根据与相应的探针是否杂交或电泳结果中不同长度片段的存在与否,判断是否存在某些基因片段或异常改变,一次反应可以检测多个目的基因片段。多重 PCR 技术检测多种耐药基因方面的可行性与常规 PCR 相比大大简化了试验步骤,有望在临床诊断中发挥重要作用。

3. DNA 阵列技术　DNA 阵列等生物芯片技术可以同时检测上百种耐药基因,是建立在核酸杂交的基础上,需要检测的多种耐药基因的探针被点样在固相表面,样本 DNA 经荧光标记或扩增后与芯片上的探针在严格的条件下进行杂交,然后用荧光扫描仪检测荧光信号。该方法高通量、高灵敏,但是成本也比较高。

4. 全基因组测序　随着测序技术的飞速发展,获得一个物种的全基因组序列已不是困难的事情,特别是相对简单的细菌基因组。明确耐药株的核酸全序列之后,可以在基因组水平对基因分布、代谢途径、调控通路有一个全面性的认识,特别是可以明确耐药基因的进化和传播机制,深入了解目前广泛存在的细菌泛耐药问题。比较传统的方法是先构建全基因组 DNA 文库,利用载体克隆大量的文库 DNA 片段进行毛细管电泳测序,再将测序片段进行拼接以获得完整的基因组全长。

三、MALDI-TOF 质谱技术

基质辅助激光解吸电离飞行时间质谱(matrix-assisted laser desorption/ionization time of flight mass spectrometry,MALDI-TOFMS)是近年发展起来的一种新型软电离质谱技术,MALDI 的原理是用激光照射样品与基质形成共结晶薄膜,基质从激光中吸收能量传递给生物分子,而电离过程中将质子转移到生物分子或从生物分子到质子,而使生物分子电离的过程。TOF的原理是离子在电场作用下加速飞过飞行管道,根据到达检测器的飞行时间不同而被检测即测定离子的质荷比(M/Z)与离子的飞行时间成正比,检测离子。在临床微生物鉴定领域,尤其是细菌、真菌、分枝杆菌的鉴定结果与 PCR 测序技术获得一致结果,以及检测某些耐药酶(碳青霉烯类耐药酶)获得成功。

参 考 文 献

1. Clinical and Laboratory Standards Institute.Performance standards of antimicrobial susceptibility testing;twenty-fourth informational supplement.CLSI document M100-S24.Wayne:CLSI,2014.

2. James Versalovic.Manual of Clinical Microbiology.Washington DC:American Society for Microbiology,2011.

3. 倪语星.临床微生物学与检验.北京:人民卫生出版社,2007.

4. 徐英春.北京协和医院医疗诊疗常规.北京:人民卫生出版社,2006.

（刘亚丽　程敬伟　范　欣　张　丽　徐英春）

第三章 耐药革兰阴性菌感染常用抗菌药物及给药方案

第一节 总 论

虽然目前临床应用的抗菌药约有 150 种之多,但近年来革兰阴性菌对抗菌药的耐药性不断上升,出现了对所有或几乎所有抗菌药耐药的 PDR、XDR 菌株,并呈增多之势,对这些耐药菌感染的治疗可选用的抗菌药极为有限。同时近二十年新抗菌药的研发进入瓶颈状态,对这些耐药革兰阴性菌的治疗问题主要靠抗菌药的联合应用,根据抗菌药药代动力学/药效学(PK/PD)特点调整给药方案如加大剂量、延长滴注时间等办法来解决。

本章对各类抗菌药的特性进行阐述,仅列入用于耐药革兰阴性菌感染的抗菌药品种;各抗菌药的叙述不求面面俱到,结合近年来有关文献报道,重点介绍这些药物对革兰阴性菌尤其产 ESBLs、XDR 和 PDR 菌株的抗菌活性;评价其在治疗此类耐药菌感染中的临床地位;阐述基于 PK/PD 原理的给药方案的优化,以帮助读者更好理解耐药革兰阴性菌的治疗药物选择和给药方案。本章也介绍了 PK/PD 的基本知识及其在耐药革兰阴性菌中的应用进展,同时本章对抗菌药物联合应用的意义,抗菌药联合增强对耐药革兰阴性菌杀菌作用的可能机制,以及抗菌药联合应用治疗耐药革兰阴性菌感染的原则进行了简述。

第二节　常用抗菌药物简介

一、头孢菌素类

用于耐多药革兰阴性菌感染的头孢菌素类主要品种为第三代的头孢他啶和第四代的头孢吡肟。

【抗菌作用】CHINET 2013 年数据显示,头孢他啶对大肠埃希菌、肺炎克雷伯菌敏感率均为 66%,头孢吡肟为 71%~76%。头孢他啶可被肠杆菌科细菌产生的 ESBL 和 AmpC 酶水解,头孢吡肟对 AmpC 稳定,因此肠杆菌科细菌对头孢他啶的耐药率(28%)高于头孢吡肟(18%)。两者对铜绿假单胞菌耐药率分别为 24% 及 16%,对鲍曼不动杆菌的耐药率均较高,分别为 69% 和 64%。

【药动学】头孢他啶和头孢吡肟消除半衰期($t_{1/2}$)约 2~3 小时,两药在各种组织、体液如胆汁、腹膜液、水疱液、气管黏膜、痰液、前列腺液、阑尾和尿液广泛分布并达到有效治疗药物浓度,两药在脑膜有炎症时穿透性更强。两药均主要自肾脏排出,头孢他啶 24 小时内排出给药量的 80%~90%,头孢吡肟几乎全部从肾脏排出。

【临床应用】头孢他啶和头孢吡肟常联合其他抗菌药物如氨基糖苷类、环丙沙星和磷霉素治疗 MDR 或 XDR 铜绿假单胞菌属细菌引起的肺炎、血流感染、腹腔感染和尿路感染等。头孢吡肟尚可联合后用于产 ESBLs 肠杆菌科细菌等所致的医院获得性肺炎、腹腔感染和血流感染等严重感染。

【给药方案】两药属时间依赖性药物,头孢他啶对铜绿假单胞菌无抗生素后效应(PAE),PK/PD 指数为 $f\%T>MIC$。因此两药宜一日量多次给药,对于一些

MDR 或 XDR 铜绿假单胞菌属等细菌,两药血药浓度在给药间期内宜高于该类细菌 MIC 的 4~5 倍。因此在保证两药安全性的情况下,建议提高单次给药剂量,头孢吡肟可通过延长静脉滴注时间或持续静脉滴注给药方式以提高其微生物学疗效。由于头孢他啶配制溶液后室温放置不稳定性,因此不推荐持续静脉滴注给药。

【不良反应】两药不良反应轻而少见。最常见不良反应为过敏反应、胃肠道反应等。

二、氨曲南

氨曲南属单环 β- 内酰胺类抗生素。

【抗菌作用】氨曲南对包括铜绿假单胞菌在内的大多数需氧革兰阴性菌具有高度抗菌活性,但对铜绿假单胞菌以外的假单胞菌属和不动杆菌属细菌抗菌作用较差。氨曲南 4 位上的 α- 甲基增强了其对 β- 内酰胺酶的稳定性,因而对多种 Ambler A 组 β- 内酰胺酶和 B 组金属酶如 NDM-1 稳定,但可被 A 组超广谱 β- 内酰胺酶、碳青霉烯酶和 C 组 β- 内酰胺酶水解。Mohnarin 2011-2012 年监测结果显示:氨曲南对不产 ESBLs 大肠埃希菌和肺炎克雷伯菌敏感率为 87.3% 和 87.5%,对产 ESBLs 大肠埃希菌和肺炎克雷伯菌敏感率均不到 27%。国外研究显示,广谱头孢菌素不敏感铜绿假单胞菌对氨曲南的耐药率为 48.6%,低于哌拉西林 / 他唑巴坦、头孢吡肟、亚胺培南、阿米卡星和环丙沙星。氨曲南与新的酶抑制剂 avibactam 联合对 17 株产 NDM-1 细菌的 MIC 均≤4mg/L。

【药动学】氨曲南组织和体液分布广泛且浓度高,给药后大部分以原形随尿液排泄,少部分随粪便排出。血清消除半衰期 1.5~2 小时,肾功能不全者消除半衰期明显延长。

【临床应用】适用于治疗敏感需氧革兰阴性菌所致的各类感染。氨曲南与阿米卡星或环丙沙星联合治疗包括产金属酶 NDM-1 在内的部分 XDR、PDR 肠杆科细菌所致感染,但临床资料不多。治疗铜绿假单胞菌感染,尤其多重耐药铜绿假单胞菌感染时,氨曲南联合其他抗铜绿假单胞菌药物可发挥协同作用。氨曲南与阿维巴坦(avibactam)体外联合对产 NDM-1 细菌有效,但尚缺乏临床资料。

【给药方案】氨曲南是时间依赖性抗生素,PK/PD 指数是 f%T>MIC,一般认为该值超过 50%,预示临床可能获得疗效。PK/PD 研究结果显示:对于 MIC≤4mg/L 的菌株,氨曲南 1g 每 8 小时静脉给药,94% 以上患者(包括肺纤维化患者)的 %T>MIC 可以超过 50%。MIC 为 8mg/L 时,2g 每 8 小时给药,83% 以上可以超过50%。

治疗尿路感染者,推荐氨曲南 0.5g 或 1g,每 8 小时或 12 小时静脉给药;中、重度感染者,氨曲南 1g 或 2g,每 8 小时或 12 小时静脉给药;铜绿假单胞菌严重感染者,氨曲南 2g,每 6 小时或 8 小时静脉给药。

【不良反应】较少见,全身不良反应发生率约 1%~1.3% 或略低。与其他 β- 内酰胺类的交叉过敏发生率较低,可谨慎用于某些对青霉素及(或)头孢菌素过敏患者。

三、碳青霉烯类

碳青霉烯类抗生素国内临床应用的品种包括亚胺培南(imipenem)、美罗培南(meropenem)、比阿培南(biapenem)、厄他培南(ertapenem)、帕尼培南(panipenem)。碳青霉烯类作用于青霉素结合蛋白,阻碍细胞壁黏肽合成。美罗培南、比阿培南及厄他培南对肾脱氢肽酶（DHP）稳定，可单用。亚胺培南需与等量 DHP 抑制剂西司他丁（cilastatin）联用以维持其稳定性。帕尼培南需与近端肾小管有机阴离子输送系统抑制剂倍他米隆（betamipron）合用，抑制帕尼培南向肾皮质转移，减少其在肾组织中蓄积。

【抗菌作用】本类药物对大多数革兰阳性需氧菌、革兰阴性需氧菌和厌氧菌有广谱的抗菌作用，尤其对多重耐药革兰阴性菌显示优良抗菌活性，对多数 β- 内酰胺酶高度稳定。对产 ESBLs 酶的大肠埃希菌和肺炎克雷伯菌、产 AmpC 酶的阴沟肠杆菌、沙雷菌属、枸橼酸杆菌属等肠杆菌科细菌作用强大。CHINET 2013 年数据显示，大肠埃希菌及克雷伯菌属对碳青霉烯类（亚胺培南、美罗培南及厄他培南）的敏感率为 96%~99% 及 85%~88%。

对非发酵糖细菌如铜绿假单胞菌、不动杆菌属等具有较高抗菌活性。铜绿假单胞菌对抗菌药的耐药率近年来基本稳定，我国 2013 年临床分离株对亚胺培南及美罗培南的耐药率为 25%~27%；不动杆菌属的耐药性上升迅速，2013 年临床分离株对碳青霉烯类的耐药率为 59%~63%。

多数黄杆菌属、嗜麦芽窄食单胞菌和部分洋葱伯克霍尔德菌对该类药物耐药，厄他培南对铜绿假单胞菌、不动杆菌属等非发酵糖细菌抗菌作用差。

【药动学】碳青霉烯类血药浓度较高，体内分布广泛，能通过胎盘，难以通过血 - 脑脊液屏障。血浆消除半衰期（$t_{1/2\beta}$）多为 1 小时，主要经肾排泄，肾功能减退时血药浓度上升，消除半衰期延长。厄他培南消除半衰期约为 5 小时，可以一日 1 次给药。

碳青霉烯类是时间依赖性抗菌药物，且对各种细菌有较长的抗生素后效应（PAE），最重要的预测细菌学与临床疗效的 PK/PD 指数是 f%T>MIC。重症感染可通过提高剂量、缩短给药间隔时间（每 8 小时 1 次）或延长静脉滴注时间，提高临床疗效。PK/PD 研究显示，对于一些敏感性下降的菌株（MIC 4~16mg/L），延长碳青霉烯类抗生素的静脉滴注时间如每次滴注时间延长至 3 小时，可延长 f%T>MIC，部分感染病例有效。

【临床应用】碳青霉烯类用于多重耐药革兰阴性菌所致的严重感染，为治疗产 ESBL 及产 AmpC 酶肠杆菌科细菌感染最为可靠的药物，为治疗 MDR 鲍曼不动杆菌、铜绿假单胞菌的推荐药物。对于 XDR、PDR 的铜绿假单胞菌或鲍曼不动杆菌感染可采用联合用药，常与多黏菌素类、替加环素、磷霉素、舒巴坦、利福平等联合应用。碳青霉烯类也可用于碳青霉烯类耐药肠杆菌科细菌（CRE）感染的治疗，需要满足以下条件：① MIC≤4mg/L；②大剂量（如美罗培南 2g，每 8 小时 1 次）给药；③延长静脉滴注时间至 2~4 小时。

【不良反应】最常见的不良反应是胃肠道反应、皮疹等过敏反应、癫痫等神经系统不良反应、菌群失调与二重感染、血清转氨酶或胆红素升高、肾功能损害等。

四、β- 内酰胺酶抑制剂复合制剂

目前临床上应用的 β- 内酰胺酶抑制剂有克拉维酸、舒巴坦、他唑巴坦 3 种，新的酶抑制剂 avibactam 2015 年在欧美批准上市，但尚未进入我国。酶抑制剂与 β- 内酰胺类组成复合制剂主要有：①阿莫西林 / 克拉维酸（amoxicillin/clavulanate）；②替卡西林 / 克拉维酸（ticarcillin/clavulanate）；③氨苄西林 / 舒巴坦（ampicillin/sulbactam）；④头孢哌酮 / 舒巴坦（cefoperazone/sulbactam）；⑤哌拉西林 / 他唑巴坦

（piperacillin/tazobactam）。

【抗菌作用】①舒巴坦对不动杆菌属具抗菌作用，其他 β- 内酰胺酶抑制剂仅具有微弱的抗菌作用；② β-内酰胺酶抑制剂对多数质粒介导的和部分染色体介导的 β- 内酰胺酶有较强抑制作用，与阿莫西林、氨苄西林、哌拉西林、替卡西林、头孢哌酮等联合后可保护该类抗生素不被细菌产生的灭活酶水解。酶抑制剂复合制剂对临床常见革兰阴性菌包括肠杆菌科细菌及非发酵糖细菌均具良好抗菌活性，各个品种有其不同特性。5 种常用 β- 内酰胺酶抑制剂复合制剂对革兰阴性菌的抗菌作用见表 3-1。

表 3-1　β- 内酰胺酶抑制剂复合制剂对革兰阴性菌的抗菌作用

细菌	氨苄西林 / 舒巴坦	阿莫西林 / 克拉维酸	替卡西林 / 克拉维酸	哌拉西林 / 他唑巴坦	头孢哌酮 / 舒巴坦
肠杆菌科细菌	++	+++	++	++++	++++
铜绿假单胞菌	–	–	++	+++	+++
鲍曼不动杆菌	++	–	–	+	+++
嗜麦芽窄食单胞菌	–	–	++	–	+++

作用强度：+++~++++ 很强作用，++：较强作用，+：有作用，–：无作用

【药动学】β- 内酰胺酶抑制剂复合制剂的药代动力学参数见表 3-2。β- 内酰胺酶抑制剂复合制剂中两药的药代动力学性质相近，均属时间依赖性，且消除半衰期较短，PK/PD 主要指数为 $f\%T>MIC$。

表3-2　β-内酰胺酶抑制剂复合制剂药代动力学参数

药物	剂量(g)	血峰浓度(μg/ml)	清除半衰期(h)	蛋白结合率(%)	肾清除率(%)
氨苄西林/舒巴坦	2/1,iv	109~150/44~88	1/0.75	28/38	75~85/75~85
哌拉西林/他唑巴坦	4/0.5,iv	298/34	0.7~1.2/0.7	21/23	73.8/90
替卡西林/克拉维酸	3/0.2,iv	330/16	1.2/1.0	45/25	60~70/35~45
阿莫西林/克拉维酸	250/125mg,po	5.6/3.4	1.4/1.1	20/30	60/50
头孢哌酮/舒巴坦	1/1,iv	236.8/130.2	1.7/1	70~90/38	25/84

【临床应用】β-内酰胺酶抑制剂复合制剂主要用于治疗产酶细菌所致的各类感染。酶抑制剂复合制剂对产 ESBL 肠杆菌科细菌具较好的抗菌活性,产 ESBL 大肠埃希菌对头孢哌酮/舒巴坦及哌拉西林/他唑巴坦的耐药率约为 5%~10%,产 ESBL 克雷伯菌属对这 2 个酶抑制剂复合制剂的耐药率约为 30%~40%。酶抑制剂复合制剂用于产 ESBL 所致各类感染的治疗。阿莫西林/克拉维酸为酶抑制剂复合制剂中唯一可以口服的药物,可用于产 ESBL 肠杆菌科细菌所致的轻、中度感染如尿路感染的门诊治疗。

哌拉西林/他唑巴坦、替卡西林/克拉维酸及头孢哌酮/舒巴坦被推荐作为 MDR 铜绿假单胞菌感染的治疗。含舒巴坦的复合制剂头孢哌酮/舒巴坦及氨苄西林/舒巴坦对不动杆菌属具良好抗菌活性,被推荐作为 MDR 不动杆菌属感染的治疗药物。头孢哌酮/舒巴坦及替卡西林/克拉维酸是四种被推荐作为嗜麦芽窄食单胞菌感染的治疗药物之一。

酶抑制剂复合制剂也常与多黏菌素、替加环素、氨基糖苷类等联合用于 XDR 或 PDR 革兰阴性菌感染的治疗。

【给药方案】哌拉西林/他唑巴坦的一般剂量为每次 4.5g,每 8 小时给药 1 次,对于严重感染可通过缩短给药间隔或延长静脉滴注时间提高临床疗效。阿莫西林/克拉维酸的常用剂量为每次 1.2g,每 8 小时或每 6 小时给药 1 次,静脉滴注;每次 625mg,每 12 小时口服 1 次。氨苄西林/舒巴坦的常用量为每次 1.5~3g,每 6 小时静脉滴注 1 次。替卡西林/克拉维酸钾常用量每次 1.6~3.2g,每 6~8 小时静脉滴注 1 次;最大剂量 3.2g,每 4 小时给药 1 次。头孢哌酮/舒巴坦 2∶1 复合制剂治疗 MDR 革兰阴性菌感染的常用剂量为 3g,每 8

小时静脉滴注 1 次,舒巴坦的最大剂量每日不超过 4g。头孢哌酮/舒巴坦治疗 XDR 鲍曼不动杆菌感染时舒巴坦的最大剂量每日可达 6g,常与替加环素、米诺环素、碳青霉烯类或氨基糖苷类等药物联合用药。

【不良反应】β-内酰胺酶抑制剂复合制剂不良反应发生率较低,常见不良反应为过敏反应如皮疹及皮肤瘙痒,严重者出现过敏性休克;可能发生二重感染和菌群失调,还可出现静脉炎、腹泻、恶心、头痛、头晕等症状,或肝功能异常,肌酐、尿素氮增高等。头孢哌酮/舒巴坦偶见维生素 K 缺乏和出血倾向,用药前后饮酒,可致双硫仑样反应。

五、头霉素类

头霉素类目前用于临床的主要品种有头孢西丁、头孢美唑、头孢米诺。

【抗菌作用】头霉素类的抗菌活性大多与第二代头孢菌素相似,有时亦被归为第二代头孢菌素。在两方面有别于第二代头孢菌素:头霉素类对类杆菌属等厌氧菌具有抗菌活性;对大多数 β-内酰胺酶包括超广谱 β-内酰胺酶(ESBLs)稳定。该类药物对大肠埃希菌、肺炎克雷伯菌、变形杆菌属等肠杆菌科细菌具较强抗菌活性,但对铜绿假单胞菌、鲍曼不动杆菌、嗜麦芽窄食单胞菌等非发酵糖细菌作用差或无抗菌活性。CHINET 2013 年数据显示,大肠埃希菌及肺炎克雷伯菌对头孢西丁的敏感率分别为 75% 及 82%。

【药动学】头孢西丁、头孢美唑和头孢米诺血清 $t_{1/2\beta}$ 分别约为 1.0 小时、1.28 小时和 2.5 小时。本品可广泛分布于体内各组织,但药物浓度均低于血清浓度。头孢西丁和头孢美唑难以透过正常的脑膜,而头孢米诺在脑脊液中浓度较高。

【临床应用】本类药物用于肠杆菌科细菌等革兰阴性菌以及类杆菌属等厌氧菌所致感染,也用于需氧菌与厌氧菌的混合感染。尽管在体外产 ESBLs 肠杆菌科细菌对这类药物敏感率高,但头霉素类治疗产 ESBLs 肠杆菌科细菌感染的循证医学证据缺乏,亦未被权威指南推荐。即使体外药敏试验提示敏感,本类药物宜慎用于产 ESBLs 肠杆菌科细菌感染。如需使用,亦应限于轻、中度感染。

【给药方案】一般为 1~2g 每 8~12 小时 1 次。可加量至 1~2g 每 4~6 小时 1 次,或 2g 每 6~8 小时 1 次。

【不良反应】主要为静脉炎、过敏反应和腹泻、恶心、呕吐等胃肠道反应,以及 ALT、AST、胆红素升高等实验室异常。

六、氧头孢烯类

氧头孢烯类有时亦被归为第三代头孢菌素,现有品种为拉氧头孢和氟氧头孢。

【抗菌作用】氧头孢烯类对大肠埃希菌、克雷伯菌属、肠杆菌属、变形杆菌属、沙雷菌属等肠杆菌科细菌均具有良好抗菌活性,对类杆菌属等厌氧菌也有良好抗菌活性。

【药动学】肌内注射、静脉滴注和静脉注射给药的血清 $t_{1/2\beta}$ 为 0.75~2.75 小时,氟氧头孢的血药浓度比拉氧头孢高 1.5 倍。24 小时尿排出量为 67%~90%。本类药物可迅速分布于各组织、体液中,对血 - 脑脊液屏障的穿透性好,主要经肾小球滤过排泄。

【临床应用】本类药物适用于肠杆菌科细菌等革兰阴性菌以及类杆菌属等厌氧菌所致感染。体外抗菌活性及蒙特卡洛模拟显示通过增加给药频率和延长滴注时间,该类药物治疗产 ESBLs 大肠埃希菌和肺炎克雷伯菌的 PK/PD 达标概率可大于 80%，但未经临床验证。

【给药方案】成人剂量一般为每日 1~2g，分 2 次，可增至每日 4g 或更多。

【不良反应】以皮疹最为多见，可出现血清转氨酶升高。拉氧头孢尚可导致凝血功能异常和双硫仑样反应。

七、青霉烯类

青霉烯类具有抗菌谱广、抗菌活性强和对 β- 内酰胺酶稳定等特点。目前临床应用品种仅有法罗培南，国内目前仅有法罗培南钠口服剂型。

【抗菌作用】法罗培南对大肠埃希菌、克雷伯菌属、沙门菌属、志贺菌属、变形杆菌属、阴沟肠杆菌及枸橼酸杆菌属等肠杆菌科细菌具良好抗菌活性，但对铜绿假单胞菌、鲍曼不动杆菌等非发酵糖细菌的作用差或无活性。法罗培南对类杆菌属等厌氧菌也有良好抗菌活性。对大多数 β- 内酰胺酶，包括超广谱 β- 内酰胺酶（ESBLs）和 AmpC 酶稳定。

【药动学】法罗培南口服生物利用度仅 20%~30%，空腹单次口服 150mg、300mg 和 600mg 血药峰浓度分别为 2.36mg/L、6.24mg/L 和 7.37mg/L。血清 $t_{1/2\beta}$ 为 1 小时。因受肾脱氢酞酶 -1（DHP-1）水解，本品尿排泄率 12 小时内约为 5%。

【临床应用】法罗培南的适应证为社区获得性肺炎、鼻窦炎、慢性支气管炎急性发作和皮肤软组织感染等。由于其对 β- 内酰胺酶稳定，可用于产 ESBLs 或 AmpC 酶肠杆菌科细菌所致轻、中度感染。但需注意法罗培南片剂生物利用度低，口服后血浆和组织浓度低，使其应用受限。

【给药方案】成人患者每次 200~300mg，每日 2~3 次口服。

【不良反应】主要不良反应有恶心、腹泻、腹痛等胃肠道反应。

八、氨基糖苷类

氨基糖苷类抗生素主要包括妥布霉素、庆大霉素和半合成的阿米卡星及异帕米星等。本类药物主要作用于细菌核糖体，抑制蛋白质合成，并破坏细菌细胞膜完整性。

【抗菌作用】氨基糖苷类对需氧革兰阴性菌有强大的抗菌活性，CHINET 2013 年数据显示大肠埃希菌及克雷伯菌属对阿米卡星敏感率为 89%~94%，明显高于对庆大霉素的敏感率 51%~71%；铜绿假单胞菌及不动杆菌属对其敏感率分别为 86% 及 51%。阿米卡星对产 ESBL 肠杆菌科细菌也具良好抗菌活性，产 ESBL 大肠埃希菌及肺炎克雷伯菌对阿米卡星耐药率分别为 6% 及 22%，碳青霉烯类耐药肠杆菌科细菌对阿米卡星敏感率约 50%。一些研究数据显示妥布霉素对铜绿假单胞菌和鲍曼不动杆菌 MIC 值低于庆大霉素 2~4 倍；异帕米星对多种氨基糖苷类钝化酶稳定，对庆大霉素、妥布霉素耐药的许多菌株仍对其敏感。

【药动学】氨基糖苷类血清蛋白结合率大多低于 10%。肾功能正常者血浆消除半衰期为 2~3 小时，注射给药后在多数组织中的浓度低于血药浓度，脑脊液浓度不到血药浓度 1%。该类药物约 90% 以原形经肾小球滤过排出，多次给药后可在肾脏皮质、内耳内外淋巴液中积蓄，肾皮质内药物浓度可达血药浓度 10~50 倍，并消除缓慢。同时该类药物在内耳外淋巴液的浓度亦下降缓慢，因此浓度越高者耳、肾毒性越严重。血液透析可清除大部分药物。

【临床应用】氨基糖苷类常联合其他抗菌药物如碳青霉烯类、β- 内酰胺酶抑制剂复合制剂、氟喹诺酮类和替加环素治疗 MDR、XDR 肠杆菌科细菌、铜绿假单胞菌及鲍曼不动杆菌感染。阿米卡星、异帕米星常联合替加环素、多黏菌素、磷霉素等治疗 XDR 肠杆菌科细菌如碳青霉烯类耐药肺炎克雷伯菌引起的感染。妥布霉素、阿米卡星、异帕米星常联合抗铜绿假单胞菌β- 内酰胺类、环丙沙星治疗 XDR 铜绿假单胞菌引起的感染。

【给药方案】本类药物一日 1 次给药常用剂量为庆大霉素和妥布霉素 5.1mg/kg、阿米卡星 15mg/kg 和异帕米星 8mg/kg（严重者 15mg/kg）。处理严重感染时，不论肾功能状况均应给予首次负荷剂量以保证迅速达到有效浓度。本类药物血药浓度和半衰期在不同个体间差异很大，治疗剂量和中毒剂量较为接近，故宜开展血药浓度监测（TDM），指导个体化给药。

氨基糖苷类属浓度依赖性抗生素，对革兰阴性菌的抗生素后效应（PAE）和 PA SME（postantibiotic sub-MIC effect）均较长，当本类药物对革兰阴性杆菌的 PK/PD 指数 C_{max}/MIC ≥ 8~10 和 AUC_{24h}/MIC ≥ 100 时，可有效提高微生物学有效率，并可降低细菌的适应性耐药，减少耐药突变株的产生。

【不良反应】氨基糖苷类最主要不良反应为对肾、听力、前庭器官的毒性作用和神经肌肉阻滞作用。临床报道该类药物治疗严重感染患者的肾毒性发生率为 5%~10%，主要损害肾近曲小管，并且损害程度与给药剂量、疗程成正比，大多损害为可逆性，停药后数日逐渐恢复。耳毒性主要表现为前庭功能失调和耳蜗神经损害。

九、喹诺酮类

喹诺酮类的品种多,此节介绍目前临床应用最多的 3 个品种:左氧氟沙星、环丙沙星和莫西沙星。此类药物对革兰阴性菌的作用机制为抑制细菌 DNA 旋转酶而起快速杀菌作用。

【抗菌作用】氟喹诺酮类药物抗菌谱广,对肺炎克雷伯菌、肠杆菌属、变形杆菌属等肠杆菌科细菌具有良好抗菌活性。近年来,革兰阴性菌对该类药物的耐药性逐渐增长,不同品种间呈交叉耐药,其中耐药率最高的是大肠埃希菌,我国大肠埃希菌对环丙沙星耐药率在 60% 左右,CHINET 2013 年数据显示产 ESBLs 及非产 ESBLs 菌株的耐药率分别为 74% 及 38%。肺炎克雷伯菌对环丙沙星的耐药率为 22%,其中产 ESBL 菌株的耐药率为 53%。

喹诺酮类对不动杆菌属、铜绿假单胞菌和嗜麦芽窄食单胞菌等亦有良好抗菌活性,喹诺酮类中对铜绿假单胞菌抗菌活性最强者为环丙沙星,左氧氟沙星与环丙沙星相仿;莫西沙星对嗜麦芽窄食单胞菌抗菌活性则强于其他两药。CHINET 2013 年数据显示,不动杆菌属对环丙沙星的耐药率高达 66%,但铜绿假单胞菌对环丙沙星的耐药率为 17%,嗜麦芽窄食单胞菌对左氧氟沙星的耐药率仅 8%。少数广泛耐药革兰阴性菌包括产 NDM-1 碳青霉烯酶肠杆菌科细菌对上述三种药物仍敏感。

【药动学】三种氟喹诺酮类药物口服后 1~3 小时均达血药峰浓度,左氧氟沙星和莫西沙星口服生物利用度高达 90% 及以上。三种药物可广泛分布至各种组织、体液中,尤在前列腺、胆汁、肺组织、支气管分泌物等,在白细胞和巨噬细胞内也可达到较高浓度,在感染部位可达有效抑菌或杀菌浓度。三种药物均有口服及注射剂,对于重症或不能口服用药患者可先静脉给药,病情好转后改为口服进行序贯治疗。莫西沙星的消除半衰期较长(约 12 小时),其次为左氧氟沙星、环丙沙星,每天给药 1~2 次即可。左氧氟沙星主要自肾脏排泄,环丙沙星和莫西沙星则通过肾脏和非肾脏两条途径排泄。

【临床应用】产 ESBL 大肠埃希菌对喹诺酮类耐药率高,但产 ESBL 肺炎克雷伯菌的敏感率近 50%,对于喹诺酮类敏感的多重耐药肠杆菌科细菌引起的各类感染仍可选用喹诺酮类药物单用或与其他抗菌药联合应用。环丙沙星等喹诺酮类为治疗铜绿假单胞菌的主要抗菌药之一,与 β- 内酰胺类等抗菌药联合可用于治疗各类 MDR 铜绿假单胞菌感染。喹诺酮类为治疗嗜麦芽窄食单胞菌的 4 类主要抗菌药之一,目前常用环丙沙星及左氧氟沙星,体外药敏试验显示莫西沙星的抗菌活性更强,但临床资料尚不多。氟喹诺酮类药物组织穿透性佳,适合治疗各类脓肿或其他药物不易到达部位感染。

【给药方案】喹诺酮类属浓度依赖性抗菌药,PAE 均较长,PK/PD 指数为 C_{max}/MIC 和 AUC_{24h}/MIC。当 C_{max}/MIC 值 ≥8~10 和 AUC_{24h}/MIC 值 ≥100 时可明显减少氟喹诺酮类药物治疗革兰阴性杆菌包括铜绿假单胞菌疗程中耐药菌出现的危险性。推荐本类药物一日剂量 1 次给药方案,如莫西沙星 400mg/d 或左氧氟沙星 500mg/d、750mg/d 治疗社区获得性肺炎等感染,环丙沙星常用剂量为每日 0.4~0.8g,分 2 次静脉滴注。

【不良反应】最常见不良反应为胃肠道反应,多数表现为食欲减退、消化不良、恶心等,程度较轻。中枢神经系统不良反应发生率仅次于胃肠道,表现为失眠、头晕、头痛,停药后可缓解,较为严重的中枢反应如烦躁、焦虑和癫痫样发作和短暂性视力损害等,易在肾功能减退患者、有中枢神经系统基础疾患或药物相互作用的患者中发生。喹诺酮类不推荐用于儿童及骨骼生长期的患儿。

十、四环素类

四环素类是快速抑菌的广谱抗菌药物,现有主要品种有四环素、多西环素和米诺环素,药物通过与核糖体 30S 亚单位上 A 位特异性结合,阻止氨酰基 -tRNA 与核糖体结合,从而抑制肽链延长和蛋白质合成。

【抗菌作用】米诺环素对包括产 ESBLs 肠杆菌科细菌和碳青霉烯类耐药鲍曼不动杆菌在内的多重耐药革兰阴性菌具一定抗菌活性。2011-2012 年 Mohnarin 监测数据显示,产 ESBLs 大肠埃希菌和肺炎克雷伯菌对米诺环素敏感率分别为 61.7% 和 47.5%;亚胺培南不敏感鲍曼不动杆菌对米诺环素敏感率 43.9%。大量体外研究发现,米诺环素联合其他抗菌药对 MDR-AB 具有协同抗菌活性,联合多黏菌素 B 对 PDR-AB 有协同效应。米诺环素还对嗜麦芽窄食单胞菌和洋葱伯克霍尔德菌具有良好抗菌活性,2013 年 CHINET 监测显示敏感率分别是 92.9% 和 77.8%。多西环素与米诺环素抗菌特点类似。四环素类对铜绿假单胞菌无作用。

【药动学】米诺环素和多西环素口服吸收迅速完全,体内分布广泛,生物利用度 95% 左右,蛋白结合率分别为 55%~75% 和 60%~95%,半衰期分别为 11~33 和 14~22 小时。相当量的米诺环素在体内代谢,大部分由粪便排出,仅 4%~9% 由肾脏排泄。肝衰竭患者,米诺环素半衰期延长不明显。多西环素部分在肝内代谢灭活,35%~60% 由肾脏排泄,部分由粪便排出。肾功能损害患者药物自粪便排泄量增加,成为主要排泄途径。

【临床应用】由于常见病原菌对四环素耐药严重,故仅适用于敏感菌所致感染。米诺环素是少数几个推荐用于治疗嗜麦芽窄食单胞菌感染的抗菌药物之一,其针剂是美国 FDA 批准的 MDR-AB 感染的联合用药之一。米诺环素可联合头孢哌酮 / 舒巴坦、氨苄西林 / 舒巴坦或碳青霉烯类等治疗 MDR-AB 感染。国内目前无米诺环素针剂,可使用口服片剂或多西环素针剂。米诺环素在尿液中浓度低,不适于尿路感染。禁用于 8 岁以下儿童。

【给药方案】米诺环素属时间依赖性药物,PK/PD 指数是 AUC/MIC,目前推荐剂量(100mg,每 12 小时 1 次)能达到其药效学靶值。治疗 MDR-AB、PDR-AB 感染,推荐米诺环素(给药方法同前)静脉滴注或口服;或多西环素针剂(剂量同米诺环素)。目前国内治疗 XDR-AB、PDR-AB 引起的呼吸道感染,可给予大剂量舒巴坦或含舒巴坦制剂(如头孢哌酮 / 舒巴坦或氨苄西林 / 舒巴坦)+ 多西环素(100mg,每 12 小时 1 次或每天 3 次静脉滴注);治疗 XDR-AB、PDR-AB 引起的中枢神经系统感染及血流感染,可大剂量给予头孢哌酮 / 舒巴坦 + 多西环素 + 美罗培南,给药方法同上。治疗嗜麦芽窄食单胞菌,米诺环素或多西环素 100mg,每 12 小时 1 次,静脉滴注或口服。

【不良反应】常见不良反应有胃肠道反应、肝毒性、肾毒性、牙齿黄染及牙釉质发育不全、神经系统毒性等。米诺环素还可引起独特的前庭反应,出现头晕、眩晕等,停药后可消失,故在服药期间不宜从事高空作业、驾驶等。

十一、替加环素

替加环素(tigecycline)为首个甘氨环素类抗菌药物,其通过与细菌核糖体 30S 亚单位结合,阻止氨酰化 tRNA 分子进入核糖体 A 位而抑制细菌蛋白质合成,为抑菌剂。

【抗菌作用】替加环素对革兰阳性菌、革兰阴性菌、厌氧菌和非典型病原体均具抗菌活性,对多重耐药革兰阴性菌包括产超广谱 β- 内酰胺酶及碳青霉烯酶肠杆菌科细菌(如大肠埃希菌、肺炎克雷伯菌)和碳青霉烯类耐药鲍曼不动杆菌有良好的抗菌活性。对铜绿假单胞菌和变形菌属细菌无抗菌活性。一项替加环素对全球分离临床菌株的耐药监测网结果显示,不产 ESBL(3445 株)和产 ESBL(1098 株)大肠埃希菌对该药敏感率相仿(100% vs 99.9%);产 ESBL 和美罗培南不敏感肺炎克雷伯菌属菌株对该药的敏感率分别达到 97.7% 和 98.1%;头孢他啶不敏感肠杆菌科细菌对该药敏感率为 94.7%~98.2%;来自北美、欧洲、拉丁美洲和亚太地区的 1377 株不动杆菌属(其中美罗培南不敏感株占 70.1%)对其敏感率(敏感判断标准 MIC≤2mg/L)为 80.9%~93.9%;嗜麦芽窄食单胞菌对其敏感率 89.3%~98.3%。国内文献报道耐多药鲍曼不动杆菌对其敏感率为 97.3%,产 ESBLs 大肠埃希菌和肺炎克雷伯菌对其敏感率均为 100%,但该研究受试菌株数较少。替加环素与其他抗菌药物不存在交叉耐药。

【药动学】替加环素首剂 100mg,继之 50mg 每 12 小时静脉给药 1 次,平均稳态血药峰浓度为 0.87mg/L,AUC_{24h} 为 4.70mg·L/h。血浆蛋白结合率 71%~89%。该药广泛分布至各组织、体液中,在肺泡细胞、上皮细胞衬液、胆囊和结肠中的药物浓度分别为血药浓度的 78、1.3、38 和 2.3 倍。该药不通过 P_{450} 酶代谢,主要通过肝脏葡萄糖苷酸化代谢。药物半衰期约 40 小时。通过尿液和胆管经粪便清除约占给药剂量 33% 和 59%。重度肾功能损害者药动学参数未见显著改变,该药不能被血液透析清除。重度肝功能损害患者,该药的清除率减缓 55%,半衰期延长 43%。

【临床应用】替加环素的批准适应证为复杂性成人腹腔感染、社区获得性细菌性肺炎及皮肤软组织感染。近年来临床也常将该药用于确诊或高度怀疑 XDR 或 PDR 革兰阴性杆菌所致医院获得性肺炎,包括呼吸机相关性肺炎。对于 XDR 革兰阴性菌感染,一般推荐两药或三药联合,常与多黏菌素类、碳青霉烯类、头孢哌酮/舒巴坦、氨基糖苷类等联合应用。由于血药浓度低,本药不推荐用于血流感染。基于 13 项临床研究的荟萃分析,美国 FDA 警告选择替加环素治疗时应考虑全因死亡率增加的可能。

【给药方案】替加环素常用给药方案为首剂 100mg,继之 50mg 每 12 小时 1 次,静脉滴注 30~60 分钟。近期的一项随机对照研究显示,提高替加环素给药剂量,即首剂给药 200mg,之后 100mg 每 12 小时 1 次,提高该药治疗医院获得性肺炎(HAP)的效果,但尚缺乏大规模的临床试验数据。肾功能损害或接受血液透析治疗患者无须调整替加环素给药剂量。轻、中度肝功能损害亦无须调整给药剂量。重度肝功能损害需调整给药方案,负荷剂量仍为 100mg,维持剂量 25mg,每 12 小时给药 1 次。

替加环素属时间依赖性、长抗生素后效应的药物,对大肠埃希菌体外和体内 PAE 分别为 1.8~2.9 小时和 4.9 小时。PK/PD 指数为 AUC_{24h}/MIC。该药 AUC_{24h}/MIC 靶值达到 6.96 时,治疗由大肠埃希菌等引起的复

57

杂性成人腹腔感染取得良好的临床和微生物学疗效；对于社区获得性肺炎（CAP）患者，当 $AUC_{24h}/MIC \geq 12.8$ 时，可取得良好疗效并且退热时间缩短。目前推荐剂量对于复杂性成人腹腔感染中大多数革兰阴性杆菌（MICs ≤ 0.5mg/L）均能达到药效学的靶值，但该剂量对某些耐多药革兰阴性菌如鲍曼不动杆菌引起的严重感染则不能达到。

【不良反应】最常见不良反应为恶心（26%）与呕吐（18%），多为轻、中度，通常发生于治疗的第 1~2 天。实验室检查有肝功能异常、碱性磷酸酶升高、淀粉酶升高、胆红素血症、血尿素氮升高、低蛋白血症等。

十二、多黏菌素

多黏菌素（polymyxin）属多肽类抗生素，包括 A、B、C、D、E 五种化学结构，目前用于临床的主要为多黏菌素 B 硫酸盐（polymixin B）、多黏菌素 E（又称黏菌素，colistin）硫酸盐（colistin sulphate）和甲磺酸盐（colistimethate sodium，CMS）。多黏菌素 E 硫酸盐可口服给药或者局部给药。CMS 多用于静脉注射，也有用作肌内注射、雾化吸入或鞘内注射。多黏菌素 B 硫酸盐用于静脉注射、肌内注射、雾化吸入。

本类药物通过与脂多糖分子的相互静电作用以及取代细胞膜赖以稳定的 Mg^{2+}、Ca^{2+}，破坏细胞膜完整性，使细胞内的主要成分外流，最终使细胞裂解死亡。膜完整性的破坏也使得其对亲水性抗生素如碳青霉烯类、糖肽类、利福平和四环素的敏感性增加，此可能是多黏菌素与这些药物产生协同抗菌作用的原因。

【抗菌作用】多黏菌素 B 和 E 的抗菌谱相似，多黏菌素 B 的抗菌活性略优于多黏菌素 E。两者均对各类临床高度耐药革兰阴性菌具良好体外抗菌活性，多重耐药铜绿假单胞菌、鲍曼不动杆菌和产碳青霉烯酶的肠杆菌科细菌等对多黏菌素类耐药率低,但存在异质性耐药现象,影响体内疗效。本类药物与碳青霉烯类、利福平、替加环素或舒巴坦等联合对多重耐药及广泛耐药鲍曼不动杆菌具良好的协同杀菌作用,并可降低耐药菌产生。

【药动学】CMS 为前药,在体内代谢为黏菌素才能发挥抗菌作用,CMS 消除半衰期($t_{1/2}$)短,约 2 小时,主要经肾排泄。黏菌素血浆蛋白结合率较高,主要分布在细胞外液中,$t_{1/2}$ 较 CMS 长,健康志愿者 $t_{1/2}$ 约 3 小时,囊性纤维化患者约为 4 小时,危重患者 $t_{1/2}$ 则长达6~14 小时。多黏菌素存在肾小管的重吸收,可能会导致其在肾脏蓄积引发肾毒性。

多黏菌素 B 的药动学研究非常少,其不同于 CMS,为活性成分直接静脉用药,进入人体后可比 CMS 更快达到更大的药物暴露量,从而提高临床疗效。

本类药物分布于全身组织、体液中,以肝、肾最高,并保持较长时间,但不易渗透到胸腔、关节腔等感染灶内,即使在脑膜炎症时也难以进入脑脊液中,胆汁中浓度也较低。多黏菌素 B 和多黏菌素 E 均主要经尿中排泄,约分别排出给药量的 60% 和 40%,肾功能不全者易在体内蓄积。

【临床应用】多黏菌素类临床主要用于各类广泛耐药的革兰阴性菌如 XDR- AB、XDR-PA 和 CRE 等引起的各类感染,如血流感染、呼吸机相关的肺炎(VAP)等。本类药物不推荐单独应用,常与碳青霉烯类、替加环素、β- 内酰胺酶抑制剂复合制剂、磷霉素等一种或两种药物的联合。对于老年人、肾功能受损等患者,定期复查尿常规及肾功能。由于多黏菌素 E 的安全性较高,国际上临床多选用多黏菌素 E,但近年来多黏菌素 B

的临床应用增多,如在美国多选用多黏菌素 B,多黏菌素 E 主要用于尿路感染(因其在尿道的浓度较高)。

【给药方案】注射用多黏菌素 E 甲磺酸钠美国说明书推荐,肾功能正常患者给药方案为多黏菌素 E 基质 5mg/(kg·d),分 2~4 次静脉滴注,最大剂量不超过 300mg/d;肾功能轻度减退患者每日给药量为 2.5~3.8mg/kg,分 2 次静脉滴注,最大剂量不超过 150~230mg/d;肾功能中度减退者每日给药总量为 2.5mg/kg,分 1~2 次静脉滴注,最大剂量不超过 133~150mg/d;肾功能重度减退者每日给药总量为 1.5mg/kg,每 36 小时 1 次静脉滴注,最大剂量不超过 100mg/d。多黏菌素 E 基质 15mg 相当于多黏菌素 E 甲磺酸盐冻干粉 40mg,相当于多黏菌素 E 活性成分 50 万 U。

CMS 鞘内或脑室内给药用于治疗中枢神经系统感染,推荐剂量为 3.2~10mg/d,不能超过 20mg/d。多黏菌素 E 50~75mg 溶于 3~4ml 生理盐水中每天 2 次雾化吸入,用于 XDR 耐药菌肺部感染的治疗。

多黏菌素 B 给药剂量,肾功能正常患者每日给药量为 1.5~2.5mg/kg,分 2 次静脉滴注;肾功能轻度减退患者第 1 日负荷剂量 2.5mg/kg,然后每日给药量 1.0~1.5mg/kg;肾功能中度减退患者第 1 日负荷剂量为 2.5mg/kg,然后每 2~3 天给药量 1.0~1.5mg/kg;对于无尿期患者,第 1 日负荷剂量为 2.5mg/kg,然后每 5~7 天给药 1 次 1.0mg/kg。

多黏菌素 E 具快速浓度依赖性杀菌特点且很快出现耐药现象,PK/PD 指数为 $fAUC/MIC$。大腿和肺部动物感染模型显示当本药对铜绿假单胞菌菌落数下降两个对数单位时 $fAUC/MIC$ 靶值分别为 27.6~36.1 和 36.9~45.9,对鲍曼不动杆菌则 $fAUC/MIC$ 靶值为 6.98~13.6。CMS 在重症感染患者中 PK/PD 显示,给予负荷剂量有助于该药在体内快速达到稳态浓度。有关多黏菌素 B 的 PK/PD 报道少见。多黏菌素 B 对铜绿假单胞菌杀菌效果与 $fAUC/MIC$ 相关。

【不良反应】多黏菌素最常见不良反应为肾毒性,近期研究报道多黏菌素 E 肾毒性的发生率仅为 8%~18%,此主要与治疗期间肾功能监测更密切,给药剂量及间隔时间更合理,避免与其他有肾毒性的药物同时使用等有关。本类药物尚可出现神经毒性、皮疹及腹泻,在雾化吸入及气管镜下喷洒时可出现支气管痉挛。

十三、磷霉素

磷霉素(fosfomycin)通过与催化肽聚糖合成的磷酸烯醇丙酮酸转移酶(MurA)结合,抑制该酶活性,影响细胞壁早期合成而发挥作用,属繁殖期快速杀菌药。

【抗菌作用】属广谱抗菌药物,对产 ESBL 和碳青霉烯酶肠杆菌科细菌,以及 MDR 铜绿假单胞菌等都具抗菌活性。鲍曼不动杆菌天然耐药。产 ESBL 大肠埃希菌和肺炎克雷伯菌对磷霉素敏感率分别为 89.0%~96.8% 和 81.3%~91.5%;尿源产 ESBL 大肠埃希菌为 93.8%。产碳青霉烯酶肠杆菌科细菌对磷霉素敏感率为 60.5%~95%,产金属 β- 内酰胺酶肠杆菌科菌为 83.3%;国内分离的产碳青霉烯酶肺炎克雷伯菌对其敏感率约为 50%。至于 MDR 铜绿假单胞菌,一篇汇总了 19 项 MDR 铜绿假单胞菌对磷霉素敏感性研究的综述显示:7 项对磷霉素敏感率达 90%,4 项为 50%~90%,总体敏感率为 30.2%。磷霉素与其他抗菌药物不易产生交叉耐药。

【药动学】有三种制剂:磷霉素钙(口服)、磷霉素氨丁三醇(口服)和磷霉素二钠(静脉)。单次静脉滴注磷霉素二钠 2g，C_{max} 为 90mg/L，$t_{1/2}$ 为 3~5 小时。磷霉素氨丁三醇 3g 单次口服，C_{max} 为 22~32mg/L，t_{max} 为 2~2.5 小时，AUC 为 145~228μg·h/ml。磷霉素几乎不与血浆蛋白结合，广泛分布于组织和体液，肾组织浓度最高。体内不代谢，原形主要经尿排泄（30%~60%），4 小时内尿中最高浓度可达 1053~4415mg/L，并在 48 小时内保持 >128mg/L。清除半衰期为 2.4~7.3 小时。血液透析可清除 70%~80% 的药物。

【临床应用】磷霉素口服制剂可用于治疗产 ESBLs 等 MDR 细菌引起的感染，特别是磷霉素氨丁三醇多被推荐为急性非复杂性下尿路感染的一线治疗用药、复发的预防用药。磷霉素还可与多黏菌素、替加环素、碳青霉烯类、氨基糖苷类联合治疗 XDR/PDR 铜绿假单胞菌和产碳青霉烯酶的肠杆菌科细菌感染。有报道磷霉素与多黏菌素、替加环素、碳青霉烯类、氨基糖苷类联合（主要多黏菌素或替加环素）治疗 XDR/PDR 铜绿假单胞菌和产碳青霉烯酶肺炎克雷伯菌所致感染，14 天临床有效率为 54.2%（磷霉素静脉给药，中位数剂量 24g/d，中位数疗程 14 天）。

【给药方案】磷霉素氨丁三醇治疗急性非复杂性下尿路感染：3g，单剂量口服；预防剂量为 3g，每 10 天 1 次口服。与其他药物联合应用治疗泛耐药革兰阴性菌感染：磷霉素 8g，每 8 小时 1 次，或 6g，每 6 小时 1 次，静脉滴注，但临床资料有限。

【不良反应】口服制剂主要是胃肠道反应，如腹泻、恶心、腹痛、消化不良。磷霉素二钠使用时造成大量钠的摄入，心、肾功能不全患者慎用。

十四、呋喃妥因

呋喃妥因（nitrofurantoin），低浓度时（5~10mg/L）为

抑菌剂,高浓度时可为杀菌剂,通过干扰细菌氧化还原酶系统影响 DNA 合成,使细菌代谢紊乱死亡。主要用于尿路感染。

【抗菌作用】抗菌谱广,对许多革兰阳性菌和革兰阴性杆菌具有一定抗菌活性,尤其对包括产 ESBLs 菌株在内的大肠埃希菌有良好抗菌活性。对变形杆菌属、沙雷菌属、铜绿假单胞菌无效。我国细菌耐药监测结果显示:2011-2012 年,大肠埃希菌对呋喃妥因敏感率86.3%(耐药率 5%),产与不产 ESBLs 菌株相似(86.5% 和 86%)。2004-2010 年中国尿标本分离的产 ESBL 大肠埃希菌对呋喃妥因的敏感率为 86.2%。

【药动学】口服后经胃肠道吸收,生物利用度受进食、pH 等影响。单剂口服 100mg 后 1~2 小时达血药峰浓度,为 0.72~2.5mg/L。该药常规剂量下的血药浓度和在大多数组织、体液的药物浓度都达不到有效水平。主要经肾小球滤过排出,24 小时内 40% 药物原形经尿路排出,尿药浓度高达 50~200mg/L。肾功能正常者半衰期为 0.3~1 小时。

【临床应用】呋喃妥因是治疗包括产 ESBLs 菌株在内的细菌所致的急性非复杂性下尿路感染的一线药物和预防用药。目前多用于产 ESBL 肠杆菌科(主要为大肠埃希菌)等 MDR 细菌引起的下尿路感染的治疗与预防。

【给药方案】急性非复杂性下尿路感染:50mg,每 6 小时 1 次口服,疗程 7 天;产 ESBLs 菌导致的急性单纯下尿路感染,每次 100mg,每日 3 次口服。预防尿路感染复发:50~100mg/d,连续服用 3~6 个月或性交后一次服用 50~100mg。

【不良反应】恶心、呕吐、腹泻等胃肠道不适常见,与食物同服可减轻症状,长期使用(数月)可发生少见但严重的肺间质纤维化。葡萄糖 -6- 磷酸脱氢酶缺乏患者和小于 1 个月的婴儿服用该药会发生溶血性贫血。其他少见但严重的不良反应包括药物性肝炎、过敏性肺炎和周围神经病变（尤其肾功能不全者）。新生儿、足月孕妇、肾功能减退及对呋喃类药物过敏患者禁用。

十五、复方磺胺甲噁唑

复方磺胺甲噁唑（sulfamethoxazole-trimethoprim，SMZco）是磺胺甲噁唑（SMZ）和甲氧苄啶（TMP）按 5：1 比例混合制成的复方制剂。SMZ 作用于二氢叶酸合成酶，TMP 抑制二氢叶酸还原酶，双重阻断细菌四氢叶酸合成，协同抑菌。

【抗菌作用】SMZco 对大多数革兰阴性菌有抗菌活性，但肠杆菌科细菌对其耐药严重。我国大肠埃希菌对该药耐药率 60.1%~66.8%，克雷伯菌属 31.9%~46.4%。鲍曼不动杆菌敏感率为 23.7%。

SMZco 对嗜麦芽窄食单胞菌有很好抗菌活性。国内外监测结果显示即便是多重耐药嗜麦芽窄食单胞菌，对 SMZco 的敏感率也接近 90%。体外研究显示 SMZco 与替卡西林 / 克拉维酸或黏菌素联合，分别对 47%~100% 和 41.7% 的菌株有协同作用。与多黏菌素 B 联合可抑制 MDR 嗜麦芽窄食单胞菌生长，且对 SMZco 耐药菌株具有活性。与米诺环素、头孢他啶等联合对 MDR 菌株显示良好的体外抗菌活性。

【药动学】口服后 90% 以上药量自胃肠道吸收，消除半衰期 10~14 小时，主要经肾脏排泄。肾功能减退者半衰期延长。两者体内广泛分布，可穿透血 - 脑脊液屏障在脑脊液中达有效治疗浓度，可经胎盘屏障进入胎儿血液循环，可分泌至乳汁。

【临床应用】SMZco 为嗜麦芽窄食单胞菌感染的推

荐治疗药物,可与替卡西林/克拉维酸、头孢哌酮/舒巴坦、氟喹诺酮类、米诺环素、头孢他啶、多黏菌素联合治疗 XDR 嗜麦芽窄食单胞菌。对少数 XDR-AB 及 CRE 菌株也具抗菌活性。至于一般细菌感染,因耐药严重,故仅适用于敏感菌所致感染,特别是泌尿系感染的治疗与预防。

【给药方案】治疗多重耐药嗜麦芽窄食单胞菌感染给药剂量通常较大,国际推荐按 TMP 计算剂量,每日 $\geqslant 15mg/kg$;国内常规剂量每次 2~3 片,每日 3 次口服。由于服用本品可发生结晶尿、血尿和管型尿,故服药期间应多饮水。疗程长、剂量大时,除多饮水外,宜同服碳酸氢钠。

【不良反应】SMZco 不良反应有皮疹、肝肾毒性、骨髓抑制和电解质异常。大剂量应用时需警惕骨髓抑制,尤其是血液系统恶性肿瘤接受骨髓抑制剂化疗的患者。

第三节　抗菌药 PK/PD 指导耐药革兰阴性菌感染治疗与优化给药方案

抗菌药药代动力学/药效学(PK/PD)可以综合反映药物-人体-致病菌三者之间的相互关系,根据抗菌药 PK/PD 特点优化给药方案对于提高抗菌药临床疗效至关重要,已成为抗感染领域关注热点。尤其对于多重耐药(MDR)菌感染,更需要根据抗菌药 PK/PD 分类确认其杀菌模式,指导对 MDR 革兰阴性菌感染抗菌治疗。

一、抗菌药 PK/PD 分类

(一)浓度依赖性抗菌药

浓度依赖性抗菌药对致病菌的杀菌作用和临床疗效与抗菌药物浓度的高低密切相关,而与作用时间关系不密切,即血药峰浓度(C_{max})越高或药物暴露量增大(即药时曲线下面积 AUC),清除致病菌的作用强,可以通过提高血药峰浓度来提高临床疗效。评价浓度依赖性药物杀菌作用 PK/PD 的参数主要有:血药峰浓度 / 最低抑菌浓度(C_{max}/MIC)和 0~24 小时药时曲线下面积 / 最低抑菌浓度(AUC_{0-24h}/MIC)。

这类药物包括氨基糖苷类、氟喹诺酮类、酮内酯类、硝基咪唑类、两性霉素 B 、棘白菌素类等,给药方案应以日剂量单次给药为佳。

(二)时间依赖性抗菌药

时间依赖性抗菌药的抗菌作用和临床疗效与药物在体内与致病菌接触时间密切相关,与血药峰浓度关系并不密切。主要预测临床疗效的 PK/PD 参数为血药浓度高于最低抑菌浓度(MIC)的时间占给药间隔的百分比(%T>MIC)。

此类药物主要包括多数半衰期较短的 β- 内酰胺类(青霉素类、头孢菌素类、单环类、β- 内酰胺酶抑制剂复合制剂等)、红霉素、林可霉素类等,此外还有氟胞嘧啶。给药方案应以日剂量多次给药(如分 3~4 次给药)为佳,适当延长静脉滴注时间,或制成长效缓释剂型,或合用延长其排出的药物如丙磺舒来抑制肾小管分泌有助于提高疗效。

(三)时间依赖性但有较长的抗生素后效应或消除半衰期的抗菌药

该类药物虽然为时间依赖性药物,但由于抗生素后效应(PAE)或消除半衰期($t_{1/2\beta}$)较长,PK/PD 评价指标依据 AUC_{0-24h}/MIC、%T>MIC、PAE 和 $t_{1/2\beta}$ 等参数综合考虑。

此类药物包括碳青霉烯类、糖肽类、替加环素、噁唑烷酮类、阿奇霉素等大环内酯类、链阳霉素类、吡咯类抗真菌药等。可通过适当延长给药间隔,也通过增加给药剂量来提高 $\%T>$MIC 或 $AUC_{0-24h}/$MIC。

二、依据 PK/PD 指导耐药革兰阴性菌感染抗菌治疗

依据各类抗菌药的 PK/PD 相关参数,制订并优化抗菌药给药方案,可以更好地发挥抗菌药的临床治疗效果,降低不良反应和细菌耐药性的发生。对于 MDR、XDR 或 PDR 革兰阴性菌感染,往往需要提高抗菌药的给药剂量及(或)延长静脉滴注时间,以达到 PK/PD 指标,提高临床及微生物学疗效。

(一)β- 内酰胺类抗菌药

包括青霉素类、头孢菌素类、氨曲南、β- 内酰胺酶抑制剂复合制剂等时间依赖性抗菌药,其 PK/PD 参数为 $\%T>$MIC。此类药物当浓度达到较高水平(>4MIC)后,再增加浓度并不能增加其杀菌作用。一般以 $\%T>$MIC 在 40%~60% 范围内抗菌疗效最佳。为达到最佳杀菌效果,需要缩短给药间隔。

碳青霉烯类为时间依赖性但有较长的抗生素后效应或半衰期的抗菌药,其 $\%T>$MIC 一般为 40%,但对于 MDR 致病菌所致重症感染如严重脓毒血症或中性粒细胞减少伴发热,往往需要碳青霉素烯类 $\%T>$4MIC 达到 60% 或 $\%T>$MIC 达到 100% 才会获得更好疗效。对于一些碳青霉烯类敏感性下降的革兰阴性菌(MIC 4~16mg/L),增加给药剂量(如 2g,每 8 小时 1 次),延长的静脉滴注时间如每次静脉滴注时间延长至 3 小时,可使 $\%T>$MIC 延长,部分感染病例有效,但目前尚缺乏大规模临床研究。

(二)氨基糖苷类

氨基糖苷类药物的杀菌模式为浓度依赖性抗菌

药。Crang 研究表明应用氨基苷类抗生素治疗革兰阴性杆菌感染时,如 C_{max}/MIC 维持在 8~10,可以达到最大杀菌率,可一日剂量单次给药,从而明显提高抗菌活性和临床疗效,并且还可降低适应性耐药和耳、肾毒性的发生率。对于血流感染或心内膜炎可每日 2 次给药。该类抗菌药国内的给药剂量多偏低,对于耐药革兰阴性菌严重感染且肾功能正常者,推荐阿米卡星或异帕米星 0.8g 每天 1 次或分 2 次给药。

(三)氟喹诺酮类抗菌药

氟喹诺酮类抗菌药属于浓度依赖性抗菌药,AUC/MIC 与细菌学疗效最为相关,当 C_{max} 过高时喹诺酮类浓度依赖性毒性增加。对于革兰阴性菌感染,当 $AUC/MIC \geq 100$ 时可发挥良好的细菌学疗效和满意临床疗效。治疗 XDR 革兰阴性菌感染,环丙沙星每日 0.6~1.2g,分 2~3 次静脉给药;左氧氟沙星成人常用量为每次 0.5g 或 0.75g,每日 1 次静脉滴注或口服;莫西沙星成人 0.4g,每日 1 次静脉滴注。

第四节 抗菌药物的联合用药

一、抗菌药物联合应用的意义

抗菌药物联用的主要目的是扩大抗菌谱,增强抗菌活性(协同或相加作用),减少耐药性发生。在当前耐药革兰阴性菌广泛传播、新抗菌药物缺乏、治疗选择极其有限的形势下,通过联合用药治疗 XDR、PDR 革兰阴性菌感染成为几乎唯一可行的选择。

抗菌药物联合应用增强对耐药革兰阴性菌杀菌作用、减少耐药的可能机制包括:①一种抗菌药破坏细菌外膜或细胞壁,增加另一种抗菌药到达靶位的穿透性,

例如 β- 内酰胺类破坏细菌细胞壁增加氨基糖苷类药物穿透性;② 2 种药物同时作用于不同靶位,加速杀菌作用,如多黏菌素类破坏细菌细胞膜的稳定性,β- 内酰胺类破坏细胞壁,多黏菌素与碳青霉烯类联合可使多数碳青霉烯类最低抑菌浓度(MIC)为 8~32mg/L 的耐药肠杆菌科细菌或鲍曼不动杆菌降至 MIC 0.5~2mg/L;③一种抗菌药杀灭对另一种抗菌药耐药(不论固有或诱导耐药)的细菌亚群,如碳青霉烯类与多黏菌素类联合,抑制对后者的耐药亚群;④直接抑制细菌耐药的某种机制,如 β- 内酰胺酶抑制剂与 β- 内酰胺酶不可逆结合,从而保护与之配伍的青霉素类或头孢菌素类;⑤抑制细菌耐药机制的某个重要环节,如利福平、替加环素抑制蛋白质合成,可能抑制细菌产 β- 内酰胺酶。

必须指出的是,目前针对耐药菌感染联合使用两种或两种以上抗菌药物的方案的依据,主要源自体外协同抗菌作用研究、回顾性临床研究或个案治疗经验报道,尚缺乏大系列的前瞻性随机对照临床研究证实联合方案对疗效的提高;同时联合用药将不可避免带来治疗费用和药物不良反应的增加,因此对联合应用应严格掌握指征,避免滥用。

二、抗菌药物联合应用的原则

选择抗菌药物联合应用治疗耐药革兰阴性菌的原则如下:

1. 严格掌握指征　产 ESBLs 或 AmpC 酶肠杆菌科细菌一般推荐碳青霉烯类等药物单独应用,仅在严重感染时联合应用。XDR 或 PDR(通常亦对碳青霉烯类耐药)肠杆菌科细菌则推荐联合用药。铜绿假单胞菌感染常出于预防耐药性发生等目的采用联合用药,但缺乏充分临床证据,宜将联合用药限于血流感染、感染性心内膜炎、烧伤继发感染等严重感染或 XDR、PDR 等耐药菌感染。XDR、PDR 鲍曼不动杆菌感染和重症嗜麦芽窄食单胞菌感染可予联合用药。

2. 选用具协同或相加作用的联合 尽可能采用产生协同或相加作用的联合。例如 β- 内酰胺类与氨基糖苷类，前者破坏细菌细胞壁，使后者到达靶位的渗透性增强，且体外研究已证实其协同作用。

3. 药动学 / 药效学（PK/PD）达标 选用联合应用药物时，应考虑药物在感染部位浓度，及其体外药物敏感性，保证药动学 / 药效学（PK/PD）达标。例如替加环素、多黏菌素类体外对耐药革兰阴性菌抑菌率高，但由于血 - 脑脊液屏障通透性差，不宜用于中枢感染；磷霉素氨丁三醇、呋喃妥因因生物利用度低仅可用于下尿路感染。

4. 避免不良反应的叠加 应尽量避免联合应用抗菌药物不良反应的叠加，例如氨基糖苷类与多黏菌素类都有肾毒性，不宜合用；替加环素与头孢哌酮 / 舒巴坦联合易见胃肠道反应，应密切观察。

基于上述原则，治疗耐药革兰阴性菌感染常选用 β- 内酰胺类（碳青霉烯类、β- 内酰胺酶抑制剂复合制剂和舒巴坦等）、替加环素、多黏菌素类、氨基糖苷类、氟喹诺酮类、磷霉素、利福平等药物中 2 种或 2 种以上药物联合。

参 考 文 献

1. 胡付品，朱德妹，汪复，等 .2013 年中国 CHINET 细菌耐药性监测 . 中国感染与化疗杂志，2014，14（5）：365-374.

2. Page MGP.Emerging cephalosporins.Expert Opin Emerg Drugs. 2007，12（4）：511-524.

3. Roberts JA,Paratz JD,Paratz ED,et al.Continuous infusion of time-dependent antibiotics lung pharmacokinetics and pharmacodynamics.Clinical Pulmonary Medicine,2008,15(3): 167-172.

4. Xu QA,Trissel LA,Saenz CA,et al.Stability of three cephalosporin antibiotics in AutoDose Infusion System bags.J Am Pharm Assoc (Wash),2002,42(3):428-431.

5. Livermore DM,Mushtaq S,Warner M,et al.Activities of NXL104 combinations with ceftazidime and aztreonam against carbapenemase-Producing Enterobacteriaceae.Antimicrob Agents Chemother,2011,55(1):390-394.

6. 李耘,吕媛,王珊.2010年度卫生部全国细菌耐药监测报告: 非发酵革兰阴性杆菌耐药监测.中华医院感染学杂志,2011, 21(24):5133-5137.

7. 中华医学会呼吸病学分会感染学组.铜绿假单胞菌下呼吸道 感染诊治专家共识.中华结核和呼吸杂志,2014,37(1):9-15.

8. Dudley MN,Ambrose PG,Bhavnani SM,et al.Background and rationale for revised clinical and laboratory standards institute interpretive criteria(Breakpoints)for Enterobacteriaceae and Pseudomonas aeruginosa:I.Cephalosporins and Aztreonam.Clin infect Dis,2013,56(9):1301-1309.

9. Dortet L,Poirel L,Nordmann P.Worldwide dissemination of the NDM-type carbapenemases in Gram-negative bacteria.BioMed Res Int,2014:249856.

10. Zavascki AP,Carvalhaes CG,Picão RC,et al.Multidrug-resistant Pseudomonas aeruginosa and Acinetobacter baumannii: resistance mechanisms and implications for therapy.Expert Rev Anti Infect Ther,2010,8(1):71-93.

11. 刘又宁,曹彬,王辉,等.中国九城市成人医院获得性肺炎 微生物学与临床特点调查.中华结核与呼吸杂志,2012,35

（10）:739-746.

12. Tzouvelekis LS, Markogiannakis A, Psichogiou M, et al. Carbapenemases in Klebsiella pneumoniae and other Enterobacteriaceae:an evolving crisis of global dimensions.Clin Microbiol Rev,2012,25（4）:682-707.

13. Pérez-Llarenal FJ, Bou G.Beta-lactamase inhibitors:the story so far.Curr Med Chem,2009,16（28）:3740-3765.

14. Sood S.Comparative evaluation of the in-vitro activity of six β-lactam/β-lactamase inhibitor combinations against gram negative bacilli.J Clin Diagn Res,2013,7（2）:224-228.

15. Peterson LR.Antibiotic policy and prescribing strategies for therapy of extended-spectrum beta-lactamase-producing Enterobacteriaceae:the role of piperacillin-tazobactam.Clin Microbiol Infect,2008,14（Suppl 1）:181-184.

16. Drawz SM, Bonomo RA.Three decades of beta-lactamase inhibitors.Clin Microbiol Rev,2010,23（1）:160-201.

17. 梁蓓蓓,王睿.β-内酰胺类抗生素药动学/药效学研究进展.中国新药杂志,2004,13（4）:310-313.

18. Majcher-Peszynska J, Loebermann M, Klammt S, et al.Ampicillin/sulbactam in elderly patients with community-acquired pneumonia.Infection,2014,42（1）:79-87.

19. 汪复,张婴元.实用抗感染治疗学.第2版.北京:人民卫生出版社,2011.

20. 李家泰.临床药理学.北京:人民卫生出版社,2007.

21. 王睿.临床抗感染药物治疗学.北京:人民卫生出版社,2006.

22. Ito A, Tatsumi Y, Wajima T, et al.Potent antibacterial activities of latamoxef（moxalactam）against ESBL producing Enterobacteriaceae analyzed by Monte Carlo simulation.Jpn J Antibiot,2014,67（2）:109-122.

23. 陈勇川,朱卫民,钱元恕,等.法罗培南对质粒介导 β-内酰胺酶的稳定性及抑酶作用研究.中国抗生素杂志,2006,31（12）:717-720.

24. Gilbert DN,Moellering RC,Eliopoulos GM,et al.The Sanford guide to antimicrobial therapy.Sperryville :Antimicrobial Therapy Inc,2013,43:77-79.

25. Pagkalis S,Mantadakis E,Mavros MN,et al.Pharmacological considerations for the proper clinical use of aminoglycosides.Drugs,2011,71（17）:2277-2294.

26. Avent ML,Rogers BA,Cheng AC,et al.Current use of aminogly-cosides:indications,pharmacokinetics and monitoring for toxic-ity.Intern Med J,2011,41（6）:441-449.

27. Nezic L,Derungs A,Bruggisser M,et al.Therapeutic drug monitoring of once daily aminoglycoside dosing:comparison of two methods and investigation of the optimal blood sampling strategy.Eur J Clin Pharmacol,2014,70（7）:829-837.

28. Bolon MK.The newer fluoroquinolones.Med Clin North Am,2011,95（4）:793-817.

29. Kontou P,Manika K,Chatzika K,et al.Pharmacokinetics of moxifloxacin and high-dose levofloxacin in severe lower respiratory tract infections.Int J Antimicrob Agents,2013,42（3）:262-267.

30. Labreche MJ,Frei CR.Declining susceptibilities of gram-negative bacteria to the fluoroquinolones:effects on pharmacokinetics,pharmacodynamics,and clinical outcomes.Am J Health Syst Pharm,2012,69（21）:1863-1870.

31. 李耘,吕媛,薛峰,等.卫生部全国细菌耐药监测网（Mohnarin）2011-2012 年革兰阴性菌耐药监测报告.中国临床药理学杂志,2014,30（3）:260-277.

32. Zhang Y,Chen F,Sun E,et al.In vitro antibacterial activity of combinations of fosfomycin,minocycline and polymyxin B on

pan-drug-resistant Acinetobacter baumannii.Exp Ther Med, 2013,5(6):1737-1739.

33. Ning F,Shen Y,Chen X,et al.A combination regimen of meropenem,cefoperazone-sulbactam and minocycline for extensive burns with pan-drug resistant Acinetobacter baumannii infection.Chin Med J(Engl),2014,127(6):1177-1179.

34. 陈佰义,何礼贤,胡必杰,等.中国鲍曼不动杆菌感染诊治与防控专家共识.中华医学杂志,2012,92(2):76-85.

35. Sader HS,Flamm RK,Jones RN,et al.Tigecycline activity tested against antimicrobial resistant surveillance subsets of clinical bacteria collected worldwide(2011).Diagn Microbiol Infect Dis,2013,76(2):217-221.

36. Stein GE,Babinchak T.Tigecycline:an update.Diagn Microbiol Infect Dis,2013,75(4):331-336.

37. Passarell JA,Meagher AK,Liolios K,et al.Exposure-response analyses of tigecycline efficacy in patients with complicated intra-abdominal infections.Antimicrob Agents Chemother,2008, 52(1):204-210.

38. 张小江,徐英春,原英,等.替加环素等14种抗菌药物对多重耐药菌的体外抗菌活性研究.中国感染与化疗杂志, 2009,9(5):365-368.

39. Ramirez J,Dartois N,Gandjini H,et al.Randomized phase 2 trial to evaluate the clinical efficacy of two high-dosage tigecycline regimens versus imipenem-cilastatin for treatment of hospital-acquired pneumonia.Antimicrob Agents Chemother,2013,57 (4):1756-1762.

40. Xie J,Wang T,Sun J,et al.Optimal tigecycline dosage regimen is urgently needed:results from a pharmacokinetic/ pharmacodynamic analysis of tigecycline by Monte Carlo simulation.Int J Infect Dis,2014,18:62-67.

41. Liang W, Liu XF, Huang J, et al.Activities of colistin- and minocycline-based combinations against extensive drug resistant Acinetobacter baumannii isolates from intensive care unit patients.BMC Infect Dis, 2011, 11:109-116.

42. Bergen PJ, Landersdorfer CB, Jing Z, et al.Pharmacokinetics and pharmacodynamics of 'old' polymyxins: what is new? Diagn Microbiol Infect Dis, 2012, 74(3):213-223.

43. Cai Y, Chai D, Wang R, et al.Colistin resistance of Acinetobacter baumannii: clinical reports, mechanisms and antimicrobial strategies.J Antimicrob Chemother, 2012, 67(7):1607-1615.

44. 徐瑾, 史家欣, 苏欣, 等. 多黏菌素在重症感染患者中应用的疗效及安全性的 Meta 分析. 中国呼吸与危重监护杂志, 2012, 11(2):157-167.

45. Falagas ME, Kastoris AC, Karageorgopoulos DE, et al.Fosfomycin for the treatment of infections caused by multidrug-resistant non-fermenting Gram-negative bacilli: a systematic review of microbiological, animal and clinical studies. Int J Antimicrob Agents, 2009, 34(2):111-120.

46. Grabe M, Bartoletti R, Bjerklund-Johansen TE, et al.Guideline on urological infectons.European Association of Urology(EAU), 2014.

47. Pontikis K, Karaiskos I, Bastani S, et al.Outcomes of critically ill intensive care unit patients treated with fosfomycin for infections due to pandrug-resistant and extensively drug-resistant carbapenemase-producing Gram-negative bacteria.Int J Antimicrob Agents, 2014, 43(1):52-59.

48. Karaiskos I, Giamarellou H.Multidrug-resistant and extensively drug-resistant gram-negative pathogens: current and emerging therapeutic approaches.Expert Opin Pharmacother, 2014, 15(10):1351-1370.

49. Cunha BA, Schoch PE, Hage JR.Nitrofurantoin: preferred empiric therapy for community-acquired lower urinary tract infections.Mayo Clin Proc, 2011, 86(12):1243-1244.

50. 周华, 李光辉, 陈佰义, 等. 中国产超广谱 β- 内酰胺酶肠杆菌科细菌感染应对策略专家共识. 中华医学杂志, 2014, 94(24):1847-1856.

51. Schultz HJ, Edson RS.Cystitis treatment in women, circa 2011: new role for an old drug.Mayo Clin Proc, 2011, 86(6):477-479.

52. Sader HS, Farrell DJ, Flamm RK, et al.Antimicrobial susceptibility of Gram-negative organisms isolated from patients hospitalised with pneumonia in US and European hospitals: results from the SENTRY Antimicrobial Surveillance Program, 2009-2012.Int J Antimicrob Agents.2014, 43(4):328-334.

53. Milne KE, Gould IM.Combination antimicrobial susceptibility testing of multidrug-resistant Stenotrophomonas maltophilia from cystic fibrosis patients.Antimicrob Agents Chemother, 2012, 56(8):4071-4077.

54. 周华, 李光辉, 俞云松, 等. 中国嗜麦芽窄食单胞菌感染诊治和防控专家共识. 中华医学杂志, 2013, 93(16):1203-1213.

55. Matuszkiewicz-Rowińska J, Małyszko J, Wojtaszek E, et al.Dosing of antibiotics in critically ill patients: are we left to wander in the dark? Pol Arch Med Wewn, 2012, 122(12):630-640.

56. Gálvez R, Luengo C, Cornejo R, et al.Higher than recommended amikacin loading doses achieve pharmacokinetic targets without associated toxicity.Int J Antimicrob Agents, 2011, 38(2):146-151.

57. Roberts JA, Lipman J.Optimal doripenem dosing simulations in critically ill nosocomial pneumonia patients with obesity, augmented renal clearance, and decreased bacterial

susceptibility.Crit Care Med,2013,41(2):489-495.

58. Kumar A.An alternate pathophysiologic paradigm of sepsis and septic shock:implications for optimizing antimicrobial therapy. Virulence,2014,5(1):80-97.

59. Carlier M,Carrette S,Roberts JA,et al.Meropenem and piperacillin/tazobactam prescribing in critically ill patients: does augmented renal clearance affect pharmacokinetic/ pharmacodynamic target attainment when extended infusions are used? Crit Care,2013,17(3):R84.

60. Zavascki AP,Bulitta JB,Landersdorfer CB.Combination therapy for carbapenem-resistant Gram-negative bacteria.Expert Rev Anti Infect Ther,2013,11(12):1333-1353.

61. Kanj SS,Kanafani ZA.Current Concepts in Antimicrobial Therapy Against Resistant Gram-Negative Organisms:Extended-Spectrum beta-lactamase-producing Enterobacteriaceae, carbapenem-resistant Enterobacteriaceae,and multidrug-resistant Pseudomonas aeruginosa.Mayo Clin Proc,2011,86 (3):250-259.

62. Boyd N,Nailor MD.Combination antibiotic therapy for empiric and definitive treatment of gram-negative infection:insights from the Society of Infectious Diseases Pharmacists.Pharmacotherapy, 2011,31(11):1073-1084.

63. Kmeid JG,Youssef MM,Kanafani ZA,et al.Combination therapy for Gram-negative bacteria:what is the evidence? Expert Rev Anti infect Ther,2013,11(12):1355-1362.

64. Gilbert DN,Moellering RC,Liopoulos GM,et al.The Sanford guide to antimicrobial therapy 2013.Sperryville:Antimicrobial Therapy Inc,2013:77-79.

65. Jean SS,Hsueh PR.Current review of antimicrobial treatment of nosocomial pneumonia caused by multidrug-resistant pathogens.

Expert Opin Pharmacother,2011,12(14):2145-2148.

66. Sheng WH,Wang JT,Li SY,et al.Comparative in vitro antimicrobial susceptibilities and synergistic activities of antimicrobial combinations against carbapenem-resistant Acinetobacter species：Acinetobacter baumannii versus Acinetobacter genospecies 3 and 13TU.Diagn Microbiol Infect Dis,2011,70(3):380-386.

67. Viehman JA,Nguyen MH,Doi Y.Treatment options for carbapenem-resistant and extensively drug-resistant Acinetobacter baumannii infections.Drugs,2014,74(12):1315-1333.

（王　睿　杨　帆　张　菁　吕　媛　陈勇川）

第四章 耐药革兰阴性菌感染的病原治疗

第一节 总 论

肠杆菌科细菌包括埃希菌属、克雷伯菌属、变形杆菌属等众多菌属,为临床最常见的一大类细菌,总的来说,肠杆菌科细菌各菌属间的特性较接近,β-内酰胺类为最主要治疗药物。这类细菌的耐药机制相仿,主要为产超广谱β-内酰胺酶(ESBLs)、头孢菌素酶(AmpC)及碳青霉烯酶,导致细菌对头孢菌素、碳青霉烯类耐药;这些耐药菌往往呈现多重耐药,常同时对喹诺酮类、氨基糖苷类等抗菌药耐药。在本诊治手册,肠杆菌科细菌感染的治疗以产 ESBLs、AmpC 及碳青霉烯酶不同耐药机制的菌株来叙述。

临床最常见的非发酵糖细菌为鲍曼不动杆菌、铜绿假单胞菌及嗜麦芽窄食单胞菌,这几个菌的特性有较大不同,包括对抗菌药的耐药性、耐药机制及抗菌药的选用。鲍曼不动杆菌可选用的抗菌药物多,但对各类抗菌药的耐药性高;铜绿假单胞菌对许多抗菌药天然耐药,但近年来细菌耐药率相对稳定;嗜麦芽窄食单胞菌可选用的抗菌药很少,近年来也出现一些 XDR、PDR 菌株。在本诊治手册,非发酵糖细菌感染的抗菌治疗按不同细菌来叙述。

耐药革兰阴性杆菌的抗菌治疗应综合考虑细菌的耐药性、感染部位及严重程度、患者病理生理状况和抗菌药物的作用特点,选用合适的抗菌药,以达到最大化的临床疗效与最小的不良反应。抗菌治疗原则包括：①及时进行病原学检查：采集标本，进行细菌培养及药物敏感性测定。②区分是否为致病菌：临床标本中分离到耐药革兰阴性杆菌时，特别是呼吸道标本中分离到鲍曼不动杆菌或嗜麦芽窄食单胞菌时，首先应区分是感染还是定植；当临床标本中同时分离到多种细菌时，应结合临床情况鉴别耐药革兰阴性菌是否为致病菌。③及时进行经验治疗：在送检细菌培养标本后，综合感染来源（医院或社区获得）、耐药菌感染的危险因素等信息，评估耐药革兰阴性菌感染的可能性，及时进行初始经验抗菌治疗。④确定是否需要联合用药：对于耐药革兰阴性菌的严重感染、XDR 或 PDR 革兰阴性菌感染常需联合使用抗菌药。⑤根据 PK/PD 原理设定给药方案，如增加给药剂量，延长碳青霉烯类等抗菌药的滴注时间。⑥肝肾功能异常者、老年人，抗菌药物的剂量应适当减少。⑦尽可能消除感染的危险因素，积极处理原发疾病。

第二节 肠杆菌科细菌感染的抗菌治疗

一、产 ESBL 肠杆菌科细菌的抗菌治疗

产 ESBLs 为肠杆菌科细菌的最常见耐药机制，2013 年 CHINET 监测数据显示，大肠埃希菌、克雷伯菌属及奇异变形杆菌 ESBL 的检出率为 54%、31.8% 及 16.5%。在我国，肠杆菌科细菌产生 ESBLs 的基因型主要为 CTX-M 型，所有产 ESBLs 菌株对头孢呋辛、头孢噻肟、头孢曲松耐药，按目前 CLSI 的判断标准，仍有部分菌株对头孢他啶、头孢吡肟及氨曲南敏感，是否能用这 3 个体外显示敏感的药物治疗产 ESBLs 细菌感染，

尚不确定。

产 ESBLs 细菌感染的主要危险因素包括反复使用抗菌药物、留置导管(包括中心静脉或动脉置管、经皮胃或空肠造瘘管、导尿管等)、存在胆管或泌尿道结石或梗阻、既往曾有产 ESBLs 细菌感染、反复住院(包括护理中心)、曾入住 ICU、老年人、基础疾病(糖尿病、免疫功能低下等)、呼吸机辅助通气等。如果患者存在上述危险因素,经验治疗用药时应考虑使用能覆盖产 ESBLs 细菌的抗菌药物,见表 4-1。

表 4-1　产 ESBLs 肠杆菌科细菌所致感染的病原治疗方案

抗菌药及给药方案	治疗方案扼要评析
厄他培南 1.0g qd 静脉滴注;亚胺培南、美罗培南或帕尼培南 0.5g q8h 或 q6h, 或 1.0g q8h 静脉滴注;比阿培南 0.3~0.6g q8h 静脉滴注;中枢神经系统感染,美罗培南剂量可增至 2.0g q8h 静脉滴注	碳青霉烯类为治疗产 ESBLs 细菌感染最为可靠的抗菌药,厄他培南用于不考虑非发酵糖细菌感染的患者。该类药物主要用于产 ESBLs 细菌引起的严重感染如血流感染、免疫缺陷者感染如粒细胞减少患者感染等
头孢哌酮 / 舒巴坦 3.0g q8h 静脉滴注;哌拉西林 / 他唑巴坦 4.5g q8h 或 q6h 静脉滴注;阿莫西林 / 克拉维酸 1.2g q8h 或 q6h 静脉滴注,375mg(2∶1 合剂)tid 口服或 457mg(7∶1)bid 口服	产 ESBLs 肠杆菌科细菌对此 3 个 β- 内酰胺酶抑制剂复合制剂具较高敏感性,可用于轻、中度产 ESBLs 肠杆菌科细菌感染的治疗。阿莫西林 / 克拉维酸口服可用于轻、中度尿路或呼吸道感染
头孢美唑、头孢西丁或头孢米诺 2.0g q12h 静脉滴注	头霉素类对产 ESBLs 菌有一定抗菌作用,可用于产 ESBLs 敏感菌株所致的轻、中度感染患者的治疗,临床使用不多

抗菌药及给药方案	治疗方案扼要评析
环丙沙星 0.4g bid 静脉滴注；左氧氟沙星 0.5g 或 0.75g qd 静脉滴注或口服	产 ESBLs 细菌对喹诺酮类耐药率高，单用或与其他抗菌药联合用于敏感菌株所致感染
阿米卡星或异帕米星 0.6~0.8g qd 静脉滴注	产 ESBLs 菌株对其敏感率较高，多用于产 ESBLs 重症感染患者治疗的联合用药。注意监测肾功能、尿常规
磷霉素 4.0~8.0g q12h 或 q8h 静脉滴注，磷霉素氨丁三醇 3.0g qd 口服	产 ESBLs 菌株对磷霉素敏感率较高，用于产 ESBLs 菌所致尿路感染
头孢他啶、头孢吡肟或氨曲南 2.0g q12h 或 q8h 静脉滴注	是否可用头孢菌素治疗体外药敏试验显示为敏感的产 ESBLs 细菌感染，目前临床证据很少。可适用于 MIC≤2mg/L 的产 ESBLs 细菌引起的轻症感染如尿路感染

二、产 AmpC 酶肠杆菌科细菌的抗菌治疗

产头孢菌素酶即 AmpC 酶细菌对第一～三代头孢菌素、头霉素类及氨曲南耐药，AmpC 酶不被克拉维酸等酶抑制剂所抑制，高产 AmpC 酶菌株若同时合并细菌膜蛋白丢失或表达下降时可导致菌株对碳青霉烯类耐药。产 AmpC 酶细菌对第四代头孢菌素头孢吡肟敏感。

AmpC 基因可以定位于染色体，也可以定位于质粒上。染色体介导 AmpC 酶分为诱导高产酶、持续高产酶及持续低产酶，染色体介导 AmpC 酶主要由阴沟肠杆菌等肠杆菌属细菌产生，可由头孢西丁、克拉维酸等诱导大量产生，故对于产 AmpC 酶肠杆菌属细菌

即使体外药敏显示敏感时,头孢菌素类及头霉素类也不宜选用。质粒介导 AmpC 酶主要存在于大肠埃希菌、肺炎克雷伯菌、奇异变形杆菌等肠杆菌科细菌,呈持续高表达状态。产 AmpC 酶细菌的检测困难,临床微生物室不进行常规检测;产 AmpC 酶菌株可同时产ESBLs,AmpC 酶影响 ESBLs 的双纸片确认试验。产AmpC 酶肠杆菌科细菌所致感染的病原治疗方案见表 4-2。

表 4-2　产 AmpC 酶肠杆菌科细菌所致感染的病原治疗方案

抗菌药及给药方案	治疗方案扼要评析
厄他培南 1.0g qd 静脉滴注;亚胺培南、美罗培南或帕尼培南 0.5g q8h 或 q6h, 或 1.0g q8h 静脉滴注;比阿培南 0.3~0.6g q8h 静脉滴注;XDR 革兰阴性菌感染或中枢神经系统感染,美罗培南剂量可增至 2.0g q8h 静脉滴注	碳青霉烯类为治疗产 AmpC 酶细菌感染的最主要抗菌药,厄他培南用于不考虑非发酵糖细菌感染的患者
头孢吡肟 2.0g q12h 或 q8h 静脉滴注	可用于产 AmpC 酶细菌所致的各类感染
环丙沙星 0.4g bid 静脉滴注;左氧氟沙星 0.5g 或 0.75g qd 静脉滴注或口服	单用或与其他抗菌药联合用于产 AmpC 酶的敏感菌株所致感染
阿米卡星或异帕米星 0.6~0.8g qd 静脉滴注	作为产 AmpC 酶细菌重症感染患者治疗的联合用药。注意监测肾功能、尿常规

三、产碳青霉烯酶肠杆菌科细菌的抗菌治疗

碳青霉烯类耐药肠杆菌科细菌(carbapenem-resistant *Enterobacteriacae*,CRE)的主要耐药机制为

产碳青霉烯酶,故也称为产碳青霉烯酶肠杆菌科细菌(carbapenemase-producing *Enterobacteriacae*,CPE),主要发生于肺炎克雷伯菌。CRE 对各类抗菌药的耐药性高,多呈现广泛耐药(XDR)现象,治疗困难。与XDR 鲍曼不动杆菌相比,CRE 的致病性强,病死率高,其中血流感染者病死率高达 50%。近年来,CRE 感染率在全球范围内呈明显的上升趋势,2013 年我国肺炎克雷伯菌及大肠埃希菌对美罗培南耐药率分别为13.5% 及 3%。

对 CRE 敏感率相对较高的抗菌药为多黏菌素及替加环素,但这两种药单用的临床治疗失败率较高,常需与其他抗菌药联合应用,碳青霉烯类耐药肠杆菌科细菌感染的病原治疗方案见表 4-3。

表 4-3　碳青霉烯类耐药肠杆菌科细菌感染的病原治疗方案

抗菌药及给药方案	治疗方案扼要评析
多黏菌素 + 碳青霉烯类:多黏菌素 E 每天 2.5~5.0mg/kg(按基质计)或多黏菌素 B 每天 1.5~2.5mg/kg(万 U/kg),分 2~4 次静脉滴注。亚胺培南、美罗培南或帕尼培南 1.0g q8h 静脉滴注;中枢神经系统感染,美罗培南剂量可增至 2.0g q8h 静脉滴注 雾化吸入:多黏菌素 E 50~75mg 溶于 3~4ml 生理盐水,雾化吸入 2~3 次 / 日(也有报道 100 万 U,每日 3 次) 鞘内或脑室内剂量:多黏菌素 E 10mg/d 或多黏菌素 B 5 万 U/d × 3d,然后 qod	体外联合药敏试验显示多黏菌素与碳青霉烯类联合多呈协同作用。多个临床研究提示碳青霉烯类与其他抗菌药如多黏菌素的联合方案治疗 CRE 的疗效优于单药或其他联合方案。与其他抗菌药联合,碳青霉烯类可用于 MIC≤8mg/L 的 CRE 细菌感染,需大剂量给药,延长静脉滴注时间至每次 2~3 小时 多黏菌素 E 基质 30mg 相当于多黏菌素 E 甲磺酸盐 80mg,相当于多黏菌素 E 100 万 U。多黏菌素 B 1mg 相当于多黏菌素 B 1 万 U

抗菌药及给药方案	治疗方案扼要评析
多黏菌素 + 替加环素： 多黏菌素剂量同上，替加环素 50mg q12h 静脉滴注，首剂加倍	体外联合药敏试验显示替加环素与多黏菌素联合对肺炎克雷伯菌多呈协同作用。联合应用治疗 CRE 感染患者的病死率明显低于单用
替加环素 + 碳青霉烯类： 剂量同上	体外联合药敏试验显示两者联合多呈协同或相加作用，替加环素与碳青霉烯类联合治疗 CRE 的病死率低
替加环素 + 氨基糖苷类： 替加环素剂量同上。阿米卡星或异帕米星 0.8qd 或分 2 次静脉滴注	替加环素与阿米卡星联合对肺炎克雷伯菌、肠杆菌属细菌多呈协同作用，CRE 对阿米卡星的敏感率约为 50%
多黏菌素 + 磷霉素： 多黏菌素剂量同上；磷霉素 8.0g q8h 或 6.0g q6h 静脉滴注	国外报道 CRE 对磷霉素的敏感率 >90%，但国内菌株敏感率约 40%，有限临床数据显示两者联合治疗 XDR 革兰阴性菌感染取得良好疗效
替加环素 + 磷霉素： 剂量同上	有限临床数据显示两者联合治疗 XDR 革兰阴性菌感染取得良好疗效
磷霉素 + 氨基糖苷类： 剂量同上	CRE 对两者均具较好的敏感率，两者联合可用于 CRE 感染的治疗，特别是尿路感染。有限临床数据显示两者联合治疗 XDR 革兰阴性菌感染取得良好疗效
多黏菌素 + 替加环素 + 碳青霉烯类： 剂量同上	常用于 CRE 的严重感染如脑膜炎、心内膜炎、血流感染等

第三节 耐药鲍曼不动杆菌感染的病原治疗

鲍曼不动杆菌具有强大的获得耐药性和克隆传播的能力,多重耐药(MDR-AB)、广泛耐药(XDR-AB),甚至全耐药(PDR-AB)鲍曼不动杆菌呈世界性流行,已成为我国院内感染最重要的病原菌之一。根据 2013 年中国 CHINET 细菌耐药性监测网数据显示,我国 11 省市 16 家教学医院共收集鲍曼不动杆菌 10 120 株,占临床分离革兰阴性菌的 16.8%,对常用抗菌药物(包括碳青霉烯类抗生素)的耐药率达 50% 以上,仅对少数抗菌药物(多黏菌素、替加环素和含舒巴坦的复合制剂)有较高的敏感率。

基于鲍曼不动杆菌的严峻耐药现状,2012 年我国制定了《中国鲍曼不动杆菌感染诊治与防控专家共识》,提出鲍曼不动杆菌感染治疗的主要原则,包括根据药敏结果选用抗菌药物,联合用药,药物较大剂量的使用,延长疗程,根据不同感染部位选择组织浓度高的药物,根据 PK/PD 理论指导合适的给药方案,根据血浆肌酐清除率及肝功能状况调整抗菌药物剂量,发生混合感染时需结合临床覆盖其他感染菌以及临床支持治疗和护理等。《共识》提出了以下几种抗菌药物在治疗鲍曼不动杆菌感染中的作用:①舒巴坦及含舒巴坦的 β- 内酰胺类抗生素复合制剂。研究显示,舒巴坦对鲍曼不动杆菌具有天然的抗菌活性,美国霍普金斯大学抗生素用药指南规定,对于 MDRAB 感染,氨苄西林 / 舒巴坦的治疗剂量为 3g,每 4 小时 1 次,相当于舒巴坦 6g/d。而在我国,《中华人民共和国药典》(2010

年版）规定舒巴坦每日给药剂量最高不得超过 4g，远远低于国际上推荐的舒巴坦治疗鲍曼不动杆菌感染的使用剂量，这给临床抗 MDRAB 治疗上带来了很多问题。②碳青霉烯类抗生素：适用于敏感菌所致的各类感染，或者与其他药物联合治疗。③基于多黏菌素类的联合治疗。该类药的肾毒性及神经不良反应限制了其在老年患者及肾功能不全患者中的应用，另外研究发现鲍曼不动杆菌易对多黏菌素产生异质性耐药，但异质性耐药菌株可部分恢复对其他抗菌药物的敏感性。④替加环素：该药对 MDR-AB 及 XDR-AB 均有良好体外抗菌活性，但是由于其组织分布广泛，血药浓度、脑脊液浓度低，常需与其他抗菌药物联合应用。⑤四环素类抗菌药物：美国 FDA 批准米诺环素针剂用于敏感鲍曼不动杆菌感染的治疗。⑥氨基糖苷类抗生素：多与其他抗菌药物联合治疗对其敏感的鲍曼不动杆菌感染。耐药鲍曼不动杆菌感染的病原治疗方案见表 4-4 和表 4-5。

表 4-4　多重耐药鲍曼不动杆菌（MDR-AB）感染的病原治疗方案

抗菌药及给药方案	治疗方案评析
舒巴坦 1.0g q6h；氨苄西林 / 舒巴坦（2∶1）3.0g q6h；头孢哌酮 / 舒巴坦（2∶1）3.0g q6h 静脉滴注	舒巴坦及含舒巴坦的 β- 内酰胺抗生素复合制剂在鲍曼不动杆菌感染中具有重要地位。对一般感染舒巴坦剂量根据 CFDA 规定不超过 4.0g/d。对 MDR-AB、XDR-AB 及 PDR-AB 感染，国外推荐可增加至 6.0g/d，甚至 8.0g/d，分 3~4 次给药。舒巴坦通常与其他抗菌药合用

抗菌药及给药方案	治疗方案评析
亚胺培南、美罗培南或帕尼培南 1.0g q8h 或 1.0g q6h 静脉滴注;治疗中枢神经系统感染时,美罗培南剂量可增至 2.0g q8h	碳青霉烯类除厄他培南外对鲍曼不动杆菌有较强的抗菌活性,但我国鲍曼不动杆菌对碳青霉烯类耐药率大多在 50% 以上。同时,对于一些敏感性下降的菌株(MIC 4~16mg/L),通过增加给药次数,加大给药剂量,延长碳青霉烯类的静脉滴注时间如每次静滴时间延长至 2~3 小时,可使血药浓度高于 MIC 的时间($\%T>$MIC)延长,部分感染病例有效,但目前尚缺乏大规模临床研究数据
阿米卡星或异帕米星每天 15~20mg/kg,国内常用 0.6g qd 静脉滴注。对于严重感染且肾功能正常者,可加量至 0.8g qd 给药	多与其他抗菌药联合应用。用药期间应监测肾功能及尿常规,有条件的最好监测血药浓度
环丙沙星 0.4g bid 静脉滴注;左氧氟沙星 0.5g 或 0.75g qd 静脉滴注;头孢西啶或头孢吡肟 2.0g q12h 或 q8h 静脉滴注;哌拉西林/他唑巴坦 4.5g q6h;利福平针 0.3g q12h 或 q8h 静脉滴注	这些抗菌药物对鲍曼不动杆菌具有一定抗菌活性,但耐药率高,故应根据药敏结果选用。尽管利福平与其他抗菌药联合对不动杆菌有协同杀菌作用,因其为治疗结核病的主要药物之一,不推荐常规用于鲍曼不动杆菌感染的治疗
米诺环素针剂 100mg q12h 静脉滴注,可使用口服片剂或多西环素针剂(100mg q12h)与其他抗菌药物联合	四环素类抗菌活性相对较弱,与替加环素有交叉耐药,逐渐被替加环素替代。国内没有米诺环素针剂

续表

抗菌药及给药方案	治疗方案评析
多黏菌素 E 的剂量为每天 2.5~5mg/kg（按基质计）或多黏菌素 B 每天 1.5~2.5mg/kg（万 U/kg），分 2~4 次静脉滴注	多用于 XDRAB 感染的治疗。该类药物的肾毒性及神经系统不良反应发生率高，对于老年人、肾功能不全患者特别需要注意肾功能监测。另外，多黏菌素 E 存在明显的异质性耐药，常需联合应用其他抗菌药物
替加环素常用剂量为首剂 100mg，之后 50mg q12h 静脉滴注	多用于 XDRAB 感染的治疗。替加环素敏感性差异大，耐药性呈增加趋势。由于其组织分布广泛，血药浓度、脑脊液浓度低，常需加大剂量并与其他抗菌药物联合应用

表 4-5 广泛耐药鲍曼不动杆菌（XDR–AB）感染的病原治疗方案

抗菌药及给药方案	治疗方案评析
舒巴坦或舒巴坦合剂 + 多黏菌素 舒巴坦或舒巴坦合剂 + 替加环素 舒巴坦或舒巴坦合剂 + 多西环素 舒巴坦或舒巴坦合剂 + 碳青霉烯类 替加环素 + 碳青霉烯类 替加环素 + 多黏菌素 多黏菌素 + 碳青霉烯类	多黏菌素抗菌活性最强，但存在明显的异质性耐药，异质性耐药株常对其他抗生素恢复敏感性。以多黏菌素为基础的联合具有较好的临床疗效，但需监测多黏菌素的肾和神经不良反应。舒巴坦常需较高的剂量（6~8g/d）。替加环素血药浓度低，常规剂量很难达到有效治疗浓度，常需加大剂量并与其他抗菌药物联合应用。针对 PDRAB 更需结合体外药敏结果，联合应用敏感性相对较高的抗菌药物
舒巴坦或舒巴坦合剂 + 多西环素 + 碳青霉烯类	多用于 XDRAB 所致的严重感染如脑膜炎、心内膜炎及血流感

抗菌药及给药方案	治疗方案评析
舒巴坦或舒巴坦合剂＋替加环素＋碳青霉烯类 亚胺培南＋利福平＋多黏菌素或妥布霉素	染等。临床应用病例少,疗效有待评估

第四节　耐药铜绿假单胞菌感染的病原治疗

铜绿假单胞菌广泛分布于自然环境中,是院内感染的重要条件致病菌之一,主要出现于结构性肺病、黏膜屏障破坏及免疫力低下患者的感染,具有易定植、易变异和多重耐药的特点。根据 2013 年中国 CHINET 细菌耐药性监测网数据显示,铜绿假单胞菌的分离率占所有细菌的第 4 位(9.8%)。多重耐药铜绿假单胞菌(MDR-PA)的分离率保持在较高水平,有一定比例的广泛耐药(XDR-PA)及全耐药(PDR-PA)菌株。中华医学会呼吸病学分会感染学组 2014 年《铜绿假单胞菌下呼吸道感染诊治专家共识》对铜绿假单胞菌感染治疗常用抗菌药物作了详细介绍,见表 4-6 和表 4-7。对于 MDRPA 感染,联合用药治疗临床感染的效果优于单药,最常用的联合治疗方案是:抗铜绿假单胞菌 β- 内酰胺类加氨基糖苷类或氟喹诺酮类。

表 4-6　多重耐药铜绿假单胞菌(MDR–PA)感染的病原治疗方案

抗菌药及给药方案	治疗方案评析
头孢他啶 2g,q8h,静脉滴注	对铜绿假单胞菌抗菌活性最强的第三代头孢菌素

抗菌药及给药方案	治疗方案评析
头孢吡肟 2g,q12h 或 q8h,静脉滴注	对铜绿假单胞菌抗菌活性强,对 AmpC 酶稳定
氨曲南 2g,q8h 或 q6h,静脉滴注	结构简单,过敏较少
哌拉西林 / 他唑巴坦 4.5g,q8h 或 q6h,静脉滴注	抗菌活性较强,是临床主要抗铜绿假单胞菌感染的抗菌药物之一,他唑巴坦对多种 β-内酰胺酶有很好的抑制作用
头孢哌酮 / 舒巴坦 3g(2：1 剂型),q8h,静脉滴注	是临床主要抗铜绿假单胞菌感染的抗菌药物之一,由于头孢哌酮对脑膜通透性较低,颅内感染使用较少
亚胺培南、美罗培南或帕尼培南 1g q8h 或 1g q6h 静脉滴注;中枢神经系统感染治疗时,美罗培南剂量可增至 2g q8h	常需要较大剂量
环丙沙星 0.4g, q12h 或 q8h 静脉滴注;左氧氟沙星 0.5g 或 0.75g qd 静脉滴注	常与 β- 内酰胺类或氨基糖苷类联合应用
阿米卡星每天 15~20mg/kg,国内常用 0.6g qd 静脉滴注。对于严重感染且肾功能正常者,可加量至 0.8g/d 给药。妥布霉素,每天 7mg/kg,危重感染患者可增加至每天 8mg/kg,国内常用 160~240mg qd 静脉滴注	常与 β- 内酰胺类或氟喹诺酮类联合应用。当肌酐清除率在 70ml/min 以下者,其维持剂量需根据肌酐清除率进行调整
多黏菌素 E 的剂量为每天 2.5~5mg/kg(按基质计)或多黏菌素 B 每天 1.5~2.5mg/kg (万 U/kg),分 2~4 次静脉滴注	为治疗 XDRPA 或 PDRPA 的主要药物。该类药物有一定的肾毒性及神经系统不良反应发生率。对于老年人、肾功能不全患者特别需要注意肾

抗菌药及给药方案	治疗方案评析
	功能的监测。另外，多黏菌素存在明显的异质性耐药，常需联合应用其他抗菌药物

表 4-7　广泛耐药铜绿假单胞菌（XDR-PA）感染的病原治疗方案

抗菌药及给药方案	治疗方案评析
多黏菌素 + 抗铜绿假单胞菌 β- 内酰胺类 多黏菌素 + 环丙沙星 多黏菌素 + 磷霉素 抗铜绿假单胞菌 β- 内酰胺类 + 氨基糖苷类 抗铜绿假单胞菌 β- 内酰胺类 + 环丙沙星 抗铜绿假单胞菌 β- 内酰胺类 + 磷霉素 环丙沙星或左氧氟沙星 + 氨基糖苷类	铜绿假单胞菌对多黏菌素存在异质性耐药，单药应用临床疗效差 对严重的呼吸道感染在全身使用的基础上，可使用多黏菌素雾化吸入
多黏菌素 + 抗铜绿假单胞菌 β- 内酰胺类 + 环丙沙星 多黏菌素 + 抗铜绿假单胞菌 β- 内酰胺类 + 磷霉素 多黏菌素 + 碳青霉烯类 + 多黏菌素雾化吸入	主要适用于 PDR 铜绿假单胞菌感染的治疗

第五节　耐药嗜麦芽窄食单胞菌感染的病原治疗

嗜麦芽窄食单胞菌（*Stenotrophomonas maltophilia*）是一种广泛存在于自然界和医院环境的革兰阴性条件

致病菌。随着广谱抗菌药物和免疫抑制剂的广泛应用以及侵袭性操作的不断增多,该菌的分离率呈逐年上升趋势,已成为医院获得性感染的重要病原菌之一,该菌分离率居所有临床分离革兰阴性菌的第 5~6 位,位于临床分离非发酵菌的第 3 位。嗜麦芽窄食单胞菌致病力弱,其感染常出现在免疫力低下、病情危重的患者,可引起免疫力低下患者肺部感染、血流感染、皮肤软组织感染、腹腔感染、颅内感染和尿路感染等。

该菌通常对多种抗菌药物固有耐药,仅米诺环素、磺胺甲噁唑(SMZ)/甲氧苄啶(TMP)、左氧氟沙星等少数抗菌药物对其有较好的抗菌活性。即使是多黏菌素对嗜麦芽窄食单胞菌的抗菌活性也存在较大的差异。因此嗜麦芽窄食单胞菌感染临床有效治疗药物少,更需结合体外药敏、感染部位综合考虑治疗方案的选择,见表 4-8 和表 4-9。

表 4-8 嗜麦芽窄食单胞菌感染的病原治疗方案

抗菌药及给药方案	治疗方案评析
复方磺胺甲噁唑(SMZco)按 TMP 计,每日 15mg/kg,国内常规剂量 2~3 片每日 3 次口服(SMZ/TMP 片剂或针剂含量均为每片或每支 SMZ 400mg,TMP 80mg)	嗜麦芽窄食单胞菌感染的首选治疗药物。本品为抑菌剂,给药剂量通常较大。治疗过程中易发生耐药,常与其他药物联用
替卡西林/克拉维酸 3.2g,q4h 或 q6h,静脉滴注	为嗜麦芽窄食单胞菌感染治疗的推荐用药,但近年来其耐药性明显增加,通常用于 SMZco 过敏或不能耐受的患者
头孢哌酮/舒巴坦 3g q8h,静脉滴注。严重感染或难治性感染可增至 3g q6h,静脉滴注	体外对嗜麦芽窄食单胞菌具有良好抗菌活性,敏感率高于替卡西林/克拉维酸

续表

抗菌药及给药方案	治疗方案评析
左氧氟沙星 0.5g 或 0.75g，qd 静脉滴注或口服；环丙沙星 0.4~1.2g/d，分 2~3 次给药；莫西沙星 400mg，qd 静脉滴注或口服	对嗜麦芽窄食单胞菌具有杀菌作用，左氧氟沙星、莫西沙星的体外抗菌活性优于环丙沙星，但在治疗过程中可发生快速耐药，一般用于联合治疗
替加环素 50mg，q12h，静脉滴注，首剂加倍	体外对嗜麦芽窄食单胞菌具有良好抗菌活性，对四环素类或 SMZco 耐药菌株亦具抗菌活性，但临床经验有限
米诺环素或多西环素 100mg，q12h，静脉滴注或口服	米诺环素、多西环素体外对嗜麦芽窄食单胞菌具有抗菌活性，是目前少数几个推荐的治疗药物之一
多黏菌素 E 的剂量为每天 2.5~5mg/kg（按基质计）或多黏菌素 B 每天 1.5~2.5mg/kg（万 U/kg），分 2~4 次静脉滴注	对嗜麦芽窄食单胞菌抗菌活性变异较大，且有一定的肾毒性及神经系统毒性，主要用于广泛耐药嗜麦芽窄食单胞菌感染的治疗
抗假单胞菌头孢菌素	头孢他啶和头孢吡肟体外对部分菌株具有一定活性，可用于 XDR 菌株感染的联合用药，不推荐作为常用药物

表 4-9　耐药嗜麦芽窄食单胞菌感染的病原治疗方案

抗菌药及给药方案	治疗方案评析
SMZco+（替卡西林 / 克拉维酸或头孢哌酮 / 舒巴坦） SMZco+ 氟喹诺酮类 SMZco+ 米诺环素或多西环素 SMZco+ 头孢他啶	目前国际上推荐的治疗药物仅 SMZco、左氧氟沙星和米诺环素三种，均存在一定耐药性和易产生耐药问题，常需联合用药，尤其是重症或免疫低下

续表

抗菌药及给药方案	治疗方案评析
SMZco+ 多黏菌素 氟喹诺酮类或多黏菌素 +（替卡西林 / 克拉维酸或头孢哌酮 / 舒巴坦或头孢他啶）	感染的患者。其他药物常需根据药敏，联合用药

参 考 文 献

1. 胡付品，朱德妹，汪复，等 .2013 年中国 CHINET 细菌耐药性监测 . 中国感染与化疗杂志，2014，14（5）：365-374.

2. Wang P, Hu F, Xiong Z, et al.Susceptibility of extended-spectrum-beta- lactamase-producing Enterobacteriaceae according to the new CLSI breakpoints.J Clin Microbiol, 2011, 49（9）:3127-3131.

3. 周华，李光辉，陈佰义，等 . 中国产超广谱 β- 内酰胺酶肠杆菌科细菌感染应对策略专家共识 . 中华医学杂志，2014，94（24）：1847-1856.

4. Tzouvelekis LS, Markogiannakis A, Psichogiou M, et al.Carbapenemases in Klebsiellapneumoniae and other Enterobacteriaceae:an evolving crisis of global dimensions .Clin Microbiol Rev, 2012, 25（4）:682-707.

5. Zavascki AP, Bulitta JB, Landersdorfer CB.Combination therapy for carbapenem-resistant Gram-negative bacteria.Expert Rev Anti Infect Ther, 2013, 11（12）:1333-1353.

6. Qureshi ZA, Paterson DL, Potoski BA, et al.Treatment outcome of bacteremia due to KPC-producing Klebsiellapneumoniae: superiority of combination antimicrobial regimens.Antimicrob Agents Chemother, 2012, 56（4）:2108-2113.

7. Daikos GL, Markogiannakis A.Carbapenemase-producing

Klebsiellapneumoniae:(when)might we still consider treating with carbapenems? .Clin Microbiol Infect,2011,17(8):1135-1141.

8. Entenza JM,Moreillon P.Tigecycline in combination with other antimicrobials:a review of in vitro,animal and case report studies. Int J Antimicrob Agents,2009,34(1):1-9.

9. Falagas ME,Maraki S,Karageorgopoulos DE,et al.Antimicrobial susceptibility of multidrug-resistant(MDR)and extensively drug-resistant(XDR)Enterobacteriaceae isolates to fosfomycin .Int J Antimicrob Agents,2010,35(3):240-243.

10. Pontikis K,Karaiskos I,Bastani S,et al.Outcomes of critically ill intensive care unit patients treated with fosfomycin for infections due to pandrug-resistant and extensively drug-resistant carbapenemase-producing Gram-negative bacteria.Int J Antimicrob Agents,2014,43(1):52-59.

11. Maragakis LL,Perl TM.Acinetobacter baumannii:epidemiology, antimicrobial resistance,and treatment options.Clin Infect Dis, 2008,46(8):1254-1263.

12. Munoz-Price LS,Weinstein RA.Acinetobacter infection.N Engl J Med,2008,358(12):1271-1281.

13. 陈佰义,何礼贤,胡必杰,等 . 中国鲍曼不动杆菌感染诊治与防控专家共识 . 中华医学杂志,2012,92(2):76-85.

14. Fishbain J,Peleg AY.Treatment of Acinetobacter infections.Clin Infect Dis,2010,51(1):79-84.

15. Li J,Rayner CR,Nation RL,et al.Heteroresistance to colistin in multidrug-resistant Acinetobacter baumannii.Antimicrob Agents Chemother,2006,50(9):2946-2950.

16. Bassetti M,Righi E,Viscoli C.Pseudomonas aeruginosa serious infections:mono or combination antimicrobial therapy? .Curr Med Chem,2008,15(5):517-522.

17. 中华医学会呼吸病学分会感染学组.铜绿假单胞菌下呼吸道感染诊治专家共识.中华结核和呼吸杂志,2014,37(1):9-15.

18. Zusman O,Avni T,Leibovici L,et al.Systematic Review and Meta-Analysis of In Vitro Synergy of Polymyxins and Carbapenems. Antimicrob Agents Chemother,2013,57(10):5104-5111.

19. Martis N,Leroy S,Blanc V,et al.Colistin in multi-drug resistant Pseudomonas aeruginosa blood-stream infections:a narrative review for the clinician.J Infect,2014,69(1):1-12.

20. Looney WJ,Narita M,Muhlemann K.Stenotrophomonas maltophilia:An emerging opportunist human pathogen.Lancet Infect Dis,2009,9(5):312-323.

21. Zelenitsky SA,Iacovides H,Ariano RE,et al.Antibiotic combinations significantly more active than monotherapy in an in vitro infection model of stenotrophomonas maltophilia.Diagn Microbiol Infect Dis,2005,51(1):39-43.

22. Denton M,Kerr KG.Microbiological and clinical aspects of infection associated with stenotrophomonas maltophilia.Clin Microbiol Rev,1998,11(1):57-80.

23. 周华,李光辉,卓超,等.中国嗜麦芽窄食单胞菌感染诊治和防控专家共识.中华医学杂志,2013,93(16):1203-1213.

24. Sader HS,Jones RN,Dowzicky MJ,et al.Antimicrobial activity of tigecycline tested against nosocomial bacterial pathogens from patients hospitalized in the intensive care unit.Diagn Microbiol Infect Dis,2005,52(3):203-208.

（王明贵　俞云松）

第五章 耐药革兰阴性菌各系统感染的诊断与治疗

第一节 总 论

耐药革兰阴性菌可引起各类临床感染病,多见于医院获得性感染。由于细菌耐药性高,可选用的抗菌药物有限,而且感染患者往往具有多种基础疾病,因而治疗困难,病死率高。本章介绍临床主要耐药革兰阴性菌所致的一些常见及(或)严重感染病的诊断与治疗,包括肺部感染、血流感染、粒细胞减少者感染、腹腔感染、皮肤软组织感染、中枢神经系统感染和尿路感染,重点集中在多重耐药、广泛耐药和全耐药革兰阴性菌,如产超广谱 β- 内酰胺酶(ESBL)或头孢菌素酶(AmpC)的肠杆菌科细菌(大肠埃希菌、克雷伯菌属、奇异变形菌等)、碳青霉烯类耐药肠杆菌科细菌(CRE)、铜绿假单胞菌(CRPA)和鲍曼不动杆菌(CRAB)等所致的医院获得性感染。

每个感染病介绍内容包括病原菌分布及耐药性、诊断和治疗。病原学部分主要介绍各类感染病的病原菌分布及耐药性变迁,引用最新的国内外细菌耐药监测数据。诊断部分包括临床诊断和病原学诊断,特别是强调病原学诊断的重要性,临床标本分离到耐药菌时需要鉴别污染和定植,对耐药菌感染各种危险因素进行了综述。治疗部分主要叙述经验治疗,需评估可能感染的革兰阴性菌及其耐药性,给予及时恰当的经验性抗菌治疗;有些感染病尚包括治疗原则,简述该类感染病治疗所必须遵循的基本原则;病原治疗主要在本手册的第四章耐药革兰阴性菌感染的病原治疗中叙述,此章节主要叙述各类感染病有特征性的内容,如抗菌药的雾化治疗在下呼吸道感染一节叙述。有关耐药菌特别是 XDR、PDR 细菌感染的抗菌治疗国际上尚缺乏大样本的临床资料,本手册尽可能给读者展现当前国内外有关耐药革兰阴性菌感染的治疗新进展,但有许多问题仍有待于今后进一步的临床研究予以确定。

本章节重点阐述耐药革兰阴性菌感染的诊断与治疗,文稿所有的叙述均围绕耐药革兰阴性菌感染进行,革兰阳性菌及非多重耐药革兰阴性菌感染的诊治不在此手册之列,一些宽泛的内容如感染病的诊断标准等不作重点阐述。

第二节 下呼吸道感染

一、概述

革兰阴性菌引起的下呼吸道感染最常见为医院获得性肺炎(HAP)和呼吸机相关性肺炎(VAP)。医院获得性肺炎的危险因素包括:气管插管、误吸、意识障碍、胸腹部手术、慢性肺部疾病、多器官功能衰竭、胃酸降低、应用广谱抗菌药和老龄等。医院获得性肺炎发病率和病死率在医院感染中排在前列。在美国医院获得性肺炎的发生率为 0.5%~2%,病死率高达 30%~60%。ICU 患者 HAP 的发病率为 15%~20%,其中接受机械通气者高达 18%~60%,病死率超过 50%。我国 HAP 发病率为 1.3%~3.4%,居医院感染的首位。

二、常见革兰阴性菌及其耐药性

（一）常见革兰阴性菌

引起 HAP/VAP 最常见的革兰阴性菌是铜绿假单胞菌、鲍曼不动杆菌、肺炎克雷伯菌和大肠埃希菌，在不同的国家和地区，这几种常见的革兰阴性菌的分离率有所不同。亚洲地区的 HAP 病原菌中，铜绿假单胞菌占 15.6%，鲍曼不动杆菌 13.5%、克雷伯菌属 12%、大肠埃希菌 6.9%、肠杆菌属 4.1%、嗜麦芽窄食单胞菌 2.8%。亚洲地区的 VAP 致病菌排在第一位的是鲍曼不动杆菌占 36.5%，其次是铜绿假单胞菌 25.9%、克雷伯菌属 16.7%、大肠埃希菌 3.4%、肠杆菌属 4.2%、嗜麦芽窄食单胞菌 5%。美国 VAP 最常见的病原菌是铜绿假单胞菌 21.4%、肠杆菌属 8.8%、克雷伯菌属 6.6%，沙雷菌 6.5%，鲍曼不动杆菌仅为 5.3%。我国 HAP 病原学调查显示，鲍曼不动杆菌高达 30.0%，铜绿假单胞菌 22.0%、肺炎克雷伯菌 9.7%、嗜麦芽窄食单胞菌 4.5%、大肠埃希菌 3.3%、阴沟肠杆菌 2.2%。

早发的 HAP/VAP 病原菌多类似于社区获得病原如肺炎链球菌、金黄色葡萄球菌、流感嗜血杆菌以及非多重耐药的大肠埃希菌、肺炎克雷伯菌，对抗菌药物敏感性较高。迟发的 HAP/VAP 病原菌多为来自医院的多重耐药菌，主要是金黄色葡萄球菌（MRSA）和产 ESBL 肠杆菌科细菌及非发酵糖革兰阴性菌。

（二）常见革兰阴性菌的耐药性及变迁

1. 肠杆菌科细菌　引起 HAP/VAP 最常见的肠杆菌科细菌是肺炎克雷伯菌、大肠埃希菌。国外报道分离率超过 40%，我国报道肺炎克雷伯菌占 9.7%，大肠埃希菌 3.3%，其中绝大多数是产 ESBL 的多重耐药菌。既往接受头孢菌素尤其是第三代头孢菌素治疗的患者,产 ESBL 菌株感染的风险明显增加。2013 年我国 CHINTET 监测数据显示,大肠埃希菌产 ESBL 菌株的检出率是 54.0%,克雷伯菌属细菌(肺炎克雷伯菌和产酸克雷伯菌)为 31.8%,高于欧美国家的 20%~31%。一项大型多中心研究调查 2004-2009 年 36 个国家 ICU 的医院感染情况,发现 VAP 的病原菌对第三代头孢菌素和碳青霉烯类均有很高的耐药率:大肠埃希菌对第三代头孢菌素的耐药率达 67.5%,肺炎克雷伯菌 68.9%。我国的一项 HAP 调查显示,肠杆菌科细菌对头孢曲松及头孢他啶的耐药率分别为 70.8% 及 35.4%,对碳青霉烯类耐药率为 8.3%。

2. 非发酵糖革兰阴性菌 2004-2008 年全球 SENTRY 细菌耐药性监测显示,除 HAP 分离的克雷伯菌属对碳青霉烯类仍然有较好的敏感性外,铜绿假单胞菌和不动杆菌属对其敏感率已降至 72% 和 58%,VAP 致病菌的敏感性则更低。亚洲地区 2008/2009 HAP/VAP 病原菌耐药性调查显示,不动杆菌属对碳青霉烯类耐药达 51.1%,鲍曼不动杆菌引起肺炎相关病死率也明显上升。我国 HAP 铜绿假单胞菌及鲍曼不动杆菌对头孢他啶的耐药率分别为 40.2% 及 71.8%,鲍曼不动杆菌对碳青霉烯类耐药率为 78.9%。

三、诊断及耐药菌感染的危险因素

耐药革兰阴性菌引起的下呼吸道感染的临床表现包括发热、呼吸困难、胸痛、咳嗽、咳痰、低氧血症和白细胞增多等,可以从无症状到脓毒症伴多器官功能损害。患者的基础疾病多且复杂,严重者可表现为低血压、水电解质紊乱、乳酸酸中毒和肝肾功能异常,治疗棘手,预后不佳。起病的速度不同,有些发展十分迅速,肺部浸润进展快速并出现多器官功能损害或衰竭,需住 ICU 行机械通气。部分患者病情发展隐匿、缓慢,无低血压、多器官功能损害,需要根据病史、重要的生命体征、病情的进展速度和严重程度,综合判断感染的严重度,并作出相应的对策救治患者。

引起耐药革兰阴性菌感染的共同危险因素包括:①在近 90 天内用过抗菌药物;②住院天数≥5 天;③当地社区或医疗机构耐药病原菌的检出率高;④存在免疫抑制如使用免疫抑制剂或有免疫缺陷疾病等。此外入住 ICU、留置导管(尿路导管、中心静脉导管、经鼻胃管等)、机械通气等因素也是引起多重耐药菌感染的危险因素。

既往有慢性呼吸系统疾病如慢性阻塞性肺病(COPD)急性加重或合并肺部感染患者,耐药革兰阴性菌感染最常见于:肺功能损害明显($FEV_1 < 35\%$ 预计值)、急性加重频繁、多次住院、使用抗菌药物以及因呼吸衰竭需要人工气道进行有创通气的患者。

慢性结构性肺病如 COPD、支气管扩张症、肺囊性纤维化是铜绿假单胞菌下呼吸道感染的危险因素,尤其是慢性阻塞性肺病进展期以及因病情加重需要住 ICU 和机械通气的患者。当 COPD 急性加重患者出现以下 4 项中的 2 项时应考虑铜绿假单胞菌感染的可能:①近期住院;②有经常(>4 个疗程 / 年)或近期(近 3 个月内)抗菌药物应用史;③病情严重($FEV_1 < 30\%$ 预计值);④应用口服糖皮质激素(近 2 周服用泼尼松龙 >10mg/d)。

鲍曼不动杆菌肺炎主要发生在 ICU 病房有机械通气的患者,MDRAB 感染的病死率高于敏感菌感染或者未感染的患者;感染 MDRAB 后住院时间和住 ICU 时间延长。鲍曼不动杆菌导致肺部感染的临床特点是病原体通常在口咽部有定植,肺炎进展迅速,病死率高。

有报道鲍曼不动杆菌肺炎发生多在夏季,可能与高温和潮湿环境有关。

下呼吸道感染病原学诊断十分困难,目前的金标准是细菌培养阳性,但临床上有 30%~50% 患者无法分离到可能的致病微生物。检测耐药革兰阴性菌下呼吸道感染患者的病原菌需要注意的事项:除呼吸道标本外常规作血培养 2 次;呼吸道分泌物尽量进行定量或半定量细菌培养。机械通气患者的痰标本病原学检查存在的问题不是假阴性,而是假阳性,培养结果意义的判断需参考细菌浓度及患者的临床表现。为减少上呼吸道菌群污染,应尽可能采用侵袭性下呼吸道防污染采样技术。

当呼吸道标本耐药革兰阴性菌培养阳性时,应结合临床情况进行仔细分析。首先患者是否存在肺部感染的临床表现与实验室发现,是否有感染的危险因素,如果患者一般情况良好,又没有危险因素,培养阳性多考虑为污染或定植,暂不予抗感染治疗,密切监测感染的可能性和加强预防感染的措施。但如果患者存在高危因素或已有下呼吸道感染的临床表现,应高度警惕感染的可能,再充分参考其他临床指标如痰涂片镜检和定量、半定量培养结果,C 反应蛋白和降钙素原等综合判断。

四、治疗

(一)耐药革兰阴性菌下呼吸道感染的经验治疗

下呼吸道感染经验治疗的抗菌药选择需要参考获得感染的场所、是否存在慢性呼吸系统疾病及其严重程度、病程等因素。针对在 ICU 接受治疗的重症 CAP 患者,需要判断是否有铜绿假单胞菌感染的危险因素,决定抗菌治疗是否覆盖铜绿假单胞菌;对于 HCAP 和

HAP/VAP 的患者,需要分析多重耐药菌感染的危险因素,判断是否存在耐药革兰阴性菌感染的可能;COPD急性加重或合并肺部感染患者,耐药革兰阴性菌感染较常见;支气管扩张症急性加重者,需要选择覆盖耐药革兰阴性菌特别是铜绿假单胞菌的抗菌药物。

医院获得性感染,需要掌握感染发生的天数,一般住院 /ICU 的天数 <5 天发生的肺炎,称为早发性 HAP/VAP,感染的病原菌常为社区病原菌或对抗菌药物敏感性较高的革兰阴性菌,抗菌药物的选择:头孢曲松、氨苄西林 / 舒巴坦、左氧氟沙星、莫西沙星或厄他培南等。住院 /ICU 的天数 ≥5 天发生的医院获得性肺炎,即晚发性 HAP/VAP,病原菌多来自医院,常为多重耐药,主要是产 ESBL 的肠杆菌科细菌及非发酵糖革兰阴性菌,抗菌药物选择:抗铜绿假单胞菌 β- 内酰胺药物如头孢吡肟、头孢他啶、亚胺培南、美罗培南、头孢哌酮 / 舒巴坦、哌拉西林 / 他唑巴坦,或氨曲南联合抗铜绿假单胞菌的喹诺酮类(如环丙沙星、左氧氟沙星)或氨基糖苷类如阿米卡星。

国内外有许多针对下呼吸道感染治疗的指南,指南推荐的经验性治疗均基于该国或区域的病原菌分布及其耐药性,在依据指南选择抗菌药物时,必须结合当地的流行病学资料灵活应用。2005 年美国 ATS/IDSA指南没有在早发的 HAP/VAP 治疗中提到鲍曼不动杆菌的感染,但我国一项针对 HAP 病原菌分布的调查以及亚洲 HAP 协作组专家共识均提示,鲍曼不动杆菌已成为 HAP 包括早发 HAP 的主要病原菌,掌握本地区病原菌分布和耐药性变迁,有助于选择恰当的初始经验治疗。

(二)耐药革兰阴性菌下呼吸道感染的病原治疗
详见第四章耐药革兰阴性菌感染的病原治疗。

耐药革兰阴性菌下呼吸道感染的治疗有其特点,首先,决定肺部感染治疗效果的重要因素之一是抗菌药物在支气管、肺组织及上皮衬液中的浓度,在肺组织浓度较低的抗菌药物如氨基糖苷类不能作为肺部感染的单药治疗选择。近年来用于 XDR 革兰阴性菌感染治疗的替加环素、黏菌素,受其在肺组织浓度的影响,单药治疗 HAP/VAP 疗效并不理想,对于严重感染患者多需采取联合治疗,增加剂量,延长给药时间,多黏菌素可以同时多种途径给药。

耐药革兰阴性菌感染引起的并发症如脓性胸腔积液或肺脓肿等,应选择感染部位能达到有效浓度的抗菌药。可选择第三或四代头孢菌素、β- 内酰胺类 / 酶抑制剂复合制剂、喹诺酮类如左氧氟沙星或环丙沙星、碳青霉烯类抗菌药物,不建议选择氨基糖苷类药物。对脓性胸腔积液需要局部引流。

抗菌药物的雾化治疗:雾化吸入的抗菌药物主要有氨基糖苷类(妥布霉素、阿米卡星、庆大霉素)和多肽类(黏菌素、多黏菌素 B),如多黏菌素 B 和妥布霉素雾化吸入作为静脉治疗的补充,用于 MDR 铜绿假单胞菌难治性肺炎的治疗,多黏菌素 B 的雾化吸入治疗 XDR、PDR 鲍曼不动杆菌肺炎。近期也有吸入剂型的环丙沙星进入临床研究。不主张单独应用吸入抗菌药物治疗肺部感染。通常使用的剂量,妥布霉素和庆大霉素每次 200mg,2 次 / 天;阿米卡星每次 400mg,2 次 / 天;环丙沙星每次 400mg,2 次 / 天;通常疗程为 7~14 天。多黏菌素 E 50~75mg 溶于 3~4ml 生理盐水中每天 2 次雾化吸入。

耐药革兰阴性菌下呼吸道感染常见于患有多种基础疾病的老年人,选择抗菌药物需要考虑:老年人的生理变化导致抗菌药物药动学和药效学发生改变;治疗基础疾病多种药物与抗菌药的相互作用;已存在的或潜在的器官功能损害,如心功能不全的患者避免选择需要较大液体量进行滴注的抗菌药,如有肝、肾功能损害患者避免选择具肝、肾毒性的药物等;避免疗程过长,以减少药物不良反应和细菌耐药的发生。密切观察治疗反应,必要时进行抗菌药血药浓度监测,及时调整给药方案。

疗程:对于铜绿假单胞菌感染的临床诊断不确定且临床症状在 3 天内稳定者,推荐 8 天疗程;如果分离的铜绿假单胞菌为 MDR 或 PDR 菌株,或者为重症铜绿假单胞菌 HAP,则推荐 10~14 天疗程,特殊情况下可以适当延长。欧美指南中通常推荐 2 周疗程。值得注意的是,有结构性肺病变等慢性气道疾病或长期机械通气的患者,可根据病情适当延长疗程,但治疗的目标应该是临床症状、体征的好转,而不应将铜绿假单胞菌的清除作为停用抗菌药物的指征。

目前对于鲍曼不动杆菌 HAP 或 VAP 治疗疗程缺乏明确的规范,应重点参考临床病情的改善,而非细菌学的清除,有学者推荐疗程不小于 2 周。呼吸道分泌物中培养到鲍曼不动杆菌患者,如病情允许应该尽早拔除气管插管,必要时可以用无创呼吸机辅助呼吸。

第三节　血　流　感　染

一、概述

血流感染(BSI)包括导管相关性血流感染在重症患者中有较高的发病率及病死率,虽然诊断技术不断进步且治疗手段日渐成熟,但是并没有降低 BSI 的病死率,甚至有所升高。目前随着侵入性操作的增加、广谱抗生素的广泛应用、生命支持手段的丰富等因素，BSI 耐药革兰阴性菌的检出率已明显高于革兰阳性菌。美国的资料显示院内获得性血流感染的发生率为 20.6/1000 住院患者，死亡率为 20.6%。来自于全球首个 ICU 感染多中心流行病学调查（EPICII）显示血流感染占 ICU 内感染的 15.1%，中心静脉导管相关感染（CRBSI）占 4.1%。来自国际院内获得性感染控制委员会（INICC）多中心流行病学调查包括亚洲、拉丁美洲和非洲 36 个发展中国家，2004-2009 年 CRBSI 发生率为每天 6.8/1000CVC（中央静脉导管），而同期美国的 CDC 数据显示仅为每天 2.0/1000CVC。来自我国沈阳中国医科大学附属盛京医院 ICU 数据表明 CRBSI 发生率为每天 11.0/1000CVC。不同国家和地区、不同的医疗资源和医疗条件下，BSI 和 CRBSI 发生率和病死率有较大差异。

二、常见革兰阴性菌及其耐药性

革兰阳性菌尤其是凝固酶阴性的葡萄球菌曾经在 BSI 和 CRBSI 发生中有较高的检出率，然而近年来广谱抗生素的广泛应用等因素改变了 BSI 和 CRBSI 的病原谱。2012 年来自巴西的一个多中心研究表明革兰阴性菌在血流感染检出率达 58.5%，阴性菌中检测率最高的为克雷伯菌属（12.0%），其次是不动杆菌属（11.4%）。克雷伯菌属对第三代头孢菌素的耐药率达 54.9%，不动杆菌和铜绿假单胞菌对碳青霉烯类耐药分别为 55.9% 和 36.8%。2012 年 EUROBACT 国际多中心研究显示革兰阴性菌所致血流感染占 58.5%，革兰阳性菌占 32.8%，假丝酵母 7.8%，革兰阴性菌中 MDR 检测出达 47.8%，其中 XDR 和 PDR 分别为 20.5% 和 0.4%。

近年来,我国血流感染也以革兰阴性菌为主,我国的耐药监测网(Mohnarin)2011-2012 年,共收集血液标本来源的菌株 1077 株,其中革兰阳性菌 38.6%,革兰阴性菌 61.4%。最常见革兰阴性菌为大肠埃希菌(23.0%)、肺炎克雷伯菌(11.3%)、铜绿假单胞菌(7.2%)及鲍曼不动杆菌(6.5%)。产超广谱 β- 内酰胺酶(ESBLs)大肠埃希菌和肺炎克雷伯菌检出率分别达 72.6% 和 40.2%;铜绿假单胞菌和鲍曼不动杆菌对亚胺培南耐药率分别为 71.8% 和 68.6%;大肠埃希菌多重耐药为 81.0%,肺炎克雷伯菌为 53.3%,铜绿假单胞菌 37.2%,鲍曼不动杆菌为 74.3%;此外,10 株大肠埃希菌、3 株肺炎克雷伯菌、18 株铜绿假单胞菌和 50 株鲍曼不动杆菌可能为广泛耐药(XDR)菌,5 株铜绿假单胞菌和 1 株鲍曼不动杆菌可能为全耐药(PDR)菌。

ICU 获得性血流感染中革兰阴性病原菌依次为鲍曼不动杆菌、肺炎克雷伯菌;ICU 内 CRBSI 中为鲍曼不动杆菌、肺炎克雷伯菌、铜绿假单胞菌、大肠埃希菌。肠杆菌科细菌及非发酵菌耐药现象普遍。

三、诊断及耐药菌感染的危险因素

BSI 的诊断主要依据为血培养及临床表现:血培养阳性 1 次或 1 次以上,阳性病原体与其他感染部位无关;患者至少有以下 1 项症状或体征:发热(>38℃)、寒战或低血压。CRBSI 的诊断应根据临床表现和实验室检查(导管和血培养结果)确定。外周静脉血与导管内成对取血定量培养法较为可靠。

病原学诊断是血流感染诊断的金标准,血培养应注意以下事项:①血培养标本采集应在患者发热初期,并且要在使用抗菌药之前,只有这样才能得到较高的阳性率;②因大多数菌血症发作是间歇性的,往往需要反复进行多次的血培养;③采血量一般为培养基的1/10~1/5,采血过程中严格无菌操作,避免污染;④常规使用普通需氧、厌氧培养瓶,已使用抗菌药的患者用加用活性炭的需氧、厌氧培养瓶;⑤实验室根据标本来源和可能存在的病原体确定选用各种分离培养基及孵育环境,以提高细菌检验的准确性。

革兰阴性菌血流感染常发生于解剖屏障和生理屏障破坏的高危患者。

1. 解剖屏障破坏　①尿路感染:多见于使用膀胱镜检查或长期留置导尿管后的患者,凡是有导致尿路黏膜出现损伤的因素,革兰阴性菌即可侵入血流导致血流感染的发生,如钬激光碎石后。②血管源性感染:最多见的是留置深静脉导管,近年来发现重症患者的留置动脉导管也是血流感染的重要原因。由于血管屏障的破坏,加之对留置导管过多的操作,污染机会较多,容易发生革兰阴性血流感染;静脉注射药物成瘾患者也容易出现革兰阴性菌血流感染。③腹腔感染:腹腔感染例如引流不畅的外科感染包括梗阻性化脓性胆管炎、重症胰腺炎胰腺假性囊肿感染等容易发生血流感染。④胃肠道急性感染导致肠黏膜屏障破坏的患者、胃肠功能衰竭长期依赖肠外营养患者、长期使用广谱抗生素出现严重肠道菌群失调的患者容易出现革兰阴性菌血流感染。⑤有研究显示长期机械通气患者较非机械通气患者革兰阴性菌血流感染的发生率更高。

2. 免疫屏障破坏　需使用大量细胞毒性药物、激素及免疫抑制剂的患者(如器官移植、血液系统疾病或恶性肿瘤患者)亦是革兰阴性菌血流感染发生的高危因素。

耐药革兰阴性菌血流感染的危险因素包括:发病前 90 天内应用过广谱抗生素,住院时间大于 5 天,病情严重、营养状况低下并依赖肠外营养、使用糖皮质激素和免疫抑制剂,人工气道的建立与机械通气、各种介入操作等。

四、治疗

(一)血流感染治疗原则

1. 在给予抗菌药之前应尽可能留取血液标本送检,进行病原菌的药敏试验,作为调整用药的依据。有明确感染灶的应在诊断后 12 小时内清除和引流病灶,并采集病变部位标本作细菌培养及药敏试验。

2. 根据药物的 PK/PD 选择最佳方案　血流感染患者要选择表观分布容积低的药物,才能保证有足够的血药浓度,通常血药浓度在 $4 \times MIC$ 以上才有满意的疗效。碳青霉烯类、黏菌素、氨基糖苷类、糖肽类和酯肽类等抗生素有较小的分布容积,因而有较高的血药浓度,而噁唑烷酮类、甘氨环素等组织穿透率高,分布容积大,血药浓度较低。

3. 初始治疗正确　血流感染患者较易发生感染性休克和多器官功能障碍综合征,初始治疗正确能降低上述并发症的发生,所谓初始治疗正确包括:覆盖可疑致病菌;给药途径正确,通常选择静脉给药;给药剂量足够,如果患者存在高肌酐清除率,则应加大给药剂量,包括增加给药次数或首剂给予负荷剂量等。

4. 给药时机　一旦怀疑有血流感染,抗菌药必须在诊断后的 1 小时内给予,有研究显示合并低血压患者每延迟 1 小时给药病死率增加 7.6%。

5. 联合用药　血流感染属于重症感染,有联合用药指征;联合用药可增加 MDR、XDR 和 PDR 细菌感染的临床治愈率,提高重症感染患者的存活率。

6. CRBSI 应在第一时间拔除中心静脉导管。如因治疗需要不能缺少中心静脉导管,则应选择另外位置重置中心静脉导管,注意复查血培养,每 5~7 天需更换位置重置导管。

7. 疗程 根据血流感染类型和治疗反应,通常血流感染包括 CRBSI 疗程为 2 周;如果存在下列情况,治疗时间在 4~6 周:存在心内膜炎或血栓性静脉炎,血管内存在人工植入物,初始治疗后 2~4 天血培养仍阳性,存在血源性迁移灶,停药后 72 小时内复发的血流感染。如果血培养持续阳性,则疗程应延长。

(二)耐药革兰阴性菌血流感染的经验治疗

耐药革兰阴性菌血流感染多为医院获得性,尤其是 ICU 获得性。患者其他部位感染灶获得的致病菌及其耐药性对血流感染抗菌药的选择有重要参考价值,可以通过病原学入侵途径推测可能的致病菌,制订抗菌治疗方案,如通过胆管、泌尿系入侵者肠杆菌科细菌多见,首选碳青霉烯类抗菌药。

不同地区不同医院院内获得性感染病原菌分布及其耐药性不同,应根据实际情况选用合适的抗菌药。我国 ICU 血流感染和 CRBSI 革兰阴性菌中以鲍曼不动杆菌和肺炎克雷伯菌最常见,其次为铜绿假单胞菌、大肠埃希菌,且多为 MDR 和 XDR 菌株,因此,经验性抗菌药选择须覆盖非发酵菌和肠杆菌科细菌。经验性治疗可选用头孢哌酮/舒巴坦联合氨基糖苷类,也可选用碳青霉烯类联合氨基糖苷类或喹诺酮类;β-内酰胺类药物过敏者亦可选用喹诺酮类联合氨基糖苷类。

(三)耐药革兰阴性菌血流感染的病原治疗

详见第四章耐药革兰阴性菌感染的病原治疗。

第四节 腹 腔 感 染

一、概述

腹腔感染主要包括腹膜炎、腹腔脏器感染和腹腔脓肿,通常为肠杆菌科细菌、肠球菌属和厌氧菌等细菌的混合感染。根据感染发生的地点,可以分为社区获得性腹腔感染和医院获得性腹腔感染。社区获得性腹腔感染病原菌多为革兰阴性菌、拟类菌属等厌氧菌,耐药性较低;医院获得性腹腔感染多为耐药革兰阴性菌、肠球菌或条件致病菌,常为多重耐药。腹腔感染革兰阴性菌对常用抗菌药物耐药性近年来明显上升,产ESBLs肠杆菌科细菌比例较高。腹腔感染特别是严重腹腔感染病死率较高,严重威胁人类健康。统计数据显示,伴有消化道出血的腹腔感染患者病死率可高达67%,合并血流感染的腹腔感染患者的病死率可高达70%以上。

二、常见革兰阴性菌及其耐药性

肠杆菌科细菌是腹腔感染的主要病原菌,其分离率在革兰阴性菌导致的腹腔感染中超过70%,主要为大肠埃希菌和肺炎克雷伯菌;非发酵糖细菌约占20%,主要为铜绿假单胞菌、鲍曼不动杆菌和嗜麦芽窄食单胞菌。

近年来,腹腔感染革兰阴性菌对常用抗菌药物耐药严重,亚太地区耐药率上升尤其明显。根据2011年SMART中国的研究数据,ESBL阳性大肠埃希菌的比例达68.8%,肺炎克雷伯菌为38.1%。产AmpC酶的肠杆菌科细菌常同时产ESBL或碳青霉烯酶,SMART

研究表明,在产 ESBL 的肠杆菌科细菌约 20% 同时产 AmpC 酶,10% 左右同时产碳青霉烯酶。尽管产碳青霉烯酶克雷伯菌属细菌在 2008-2009 年的 SMART 研究中亚洲地区未分离到,但其发生率值得持续关注。

铜绿假单胞菌是最常见的非发酵糖细菌,其次为鲍曼不动杆菌,两者在腹腔感染致病菌中检出率依次为 9.2%、4.2%,嗜麦芽窄食单胞菌等其他非发酵糖菌占 2.3%。2003 年以前,亚胺培南、美罗培南等碳青霉烯类是对铜绿假单胞菌和鲍曼不动杆菌最有效的抗生素,但是近年来这两类细菌的耐药性逐年上升。尤其是鲍曼不动杆菌,对常用抗菌药物耐药性很严重,广泛耐药菌株比例上升,2003-2006 年间 60.7% 的菌株对亚胺培南敏感,2007-2010 年间敏感菌降至 39.4%。对碳青霉烯类敏感的铜绿假单胞菌在中国低于 80%。

三、诊断及耐药菌感染的危险因素

腹腔感染的临床诊断需根据典型的临床症状、体征、诱发因素和实验室检查、影像学(B 超、腹部 CT)、细菌培养等多种检查结果综合判断。常见的临床症状包括腹膜刺激征、发热、炎症相关指标升高等。需要指出的是,老年人及免疫功能低下患者可无腹膜刺激征。

病原学诊断依赖于来源于腹腔的渗出液或脓液培养分离到病原菌。革兰染色涂片是一种快速、准确鉴别致病菌的方法。对于腹腔感染的高危患者,应常规留取腹腔感染部位标本进行培养。留取标本量至少 1ml 液体或 1g 组织,并正确地转运到实验室。免疫抑制、糖皮质激素使用、住院时间长、营养不良、中心静脉导管置入、1 月内接受过抗菌药治疗,以及肥胖等,发生耐药菌感染的可能性更大。

四、治疗

（一）治疗原则

1. 对于严重腹腔感染特别是生命体征不稳定的患者,应该首先进行液体复苏。

2. 所有的腹腔感染患者在给予抗感染药物治疗之前应尽可能留取相关标本送培养,获病原菌后进行药敏试验,作为调整用药的依据。

3. 感染源的清除与引流对于腹腔感染的治疗有着重要的意义,有手术指征者应进行外科处理,并于手术过程中采集病变部位标本作细菌培养及药敏试验。常用的感染源的处理方式包括经皮脓肿穿刺引流、剖腹手术、切除或引流感染源,适当清除坏死组织、腹腔冲洗（腹腔双套管冲洗引流）以及腹腔开放疗法。

4. 良好的营养支持对于腹腔感染的治疗也有着积极的意义。

（二）经验性治疗

社区获得性腹腔感染患者和医院获得性腹腔感染患者经验性用药的选择有着明显的不同。社区获得性轻、中度腹腔感染患者可以选择单一用药方案或联合用药方案。常见的单一抗菌药物为替卡西林/克拉维酸、氨苄西林/舒巴坦、头孢西丁、厄他培南、莫西沙星、替加环素单药治疗。联合用药方案可以使用头孢菌素类联合甲硝唑/替硝唑,如头孢呋辛或头孢噻肟或头孢曲松＋甲硝唑;也可以使用喹诺酮类药物联合甲硝唑/替硝唑,如环丙沙星或左氧氟沙星＋甲硝唑,但我国大肠埃希菌对喹诺酮类耐药率高。

社区获得性重度腹腔感染患者用药方案也可以选择单一用药方案或联合用药方案。单一用药方案包括：β-内酰胺类/β-内酰胺酶抑制剂如头孢哌酮/舒巴坦、哌拉西林/他唑巴坦;碳青霉烯类如亚胺培南、美罗培南。不推荐重度腹腔感染患者单一使用氨基糖苷类。联合用药方案可以为第三代或第四代头孢菌素联合甲硝唑/替硝唑,如头孢他啶或头孢吡肟+甲硝唑;或喹诺酮类联合甲硝唑/替硝唑;也可以使用单酰胺类,如氨曲南+甲硝唑。高危患者,需要根据培养和药敏结果,对抗菌治疗方案进行调整,以覆盖分离培养获得的优势病原菌。

　　一般而言,社区获得性腹腔感染患者抗菌药物需要使用至腹腔感染症状完全消除,包括体温正常、炎症指标正常及胃肠道功能恢复。如若在使用抗菌药物5~7天后,患者感染症状仍存在或复发,应进一步检查,调整抗菌药物。部分患者可能需要重复 CT 或 B 超检查寻找残余或继发感染灶。及时了解体液细菌培养与药敏结果对于合适的抗菌药物选用有着重要意义。住院时间较长或反复住院、抗菌治疗失败或反复发作感染、术前长时间使用抗菌药物以及出现耐药菌的社区获得性腹腔感染患者耐药菌感染的可能性大大增加,其抗菌药物的选择同医院获得性感染。

　　医院获得性腹腔感染患者多属中、重度感染,致病菌多为耐药菌,如铜绿假单胞菌、产 ESBL 的大肠埃希菌、肠球菌等。医院获得性腹腔感染的经验治疗需要根据当地微生物学资料制订。对于医院获得性腹腔感染患者更应强调在经验性用药前,留取标本送细菌培养,如腹腔脓液培养、血培养。为覆盖可能的病原菌,经验治疗选用广谱抗革兰阴性需氧和兼性厌氧杆菌抗菌药的联合治疗。常用药物有美罗培南、亚胺培南、哌拉西林/他唑巴坦、头孢哌酮/舒巴坦、头孢他啶或头孢吡肟联合甲硝唑,也可使用氨基糖苷类或黏菌素。获得培养和药敏结果后,调整抗菌治疗方案,减少抗菌药的数量或改用窄谱抗菌药。

（三）耐药革兰阴性菌腹腔感染的病原治疗

详见第四章耐药革兰阴性菌感染的病原治疗。

（四）外科治疗

对于腹腔感染患者特别是严重腹腔感染患者实施外科治疗的目的在于充分处理感染源,清除腹腔内化脓坏死组织,最大程度地减轻腹腔污染。对于病程迁延的患者,外科干预可以治疗残余感染并预防感染复发。常见的手术方法包括剖腹探查、清洗、引流、腹腔开放以及有计划的多次剖腹术等。

第五节　中性粒细胞缺乏患者感染

一、概述

中性粒细胞缺乏患者是一组特殊的疾病人群,血液肿瘤本身及其放化疗是导致中性粒细胞缺乏的主要原因。由于免疫功能低下,感染的症状和体征常不明显,病原菌及感染灶也不明确,发热可能是严重潜在感染的唯一征象,感染相关病死率高。因此,中性粒细胞缺乏伴发热就应当被认为有感染的存在。中性粒细胞缺乏是指外周血中性粒细胞绝对计数（ANC）<0.5×10^9/L,或预计 48 小时后 ANC 减少至 <0.5×10^9/L,严重中性粒细胞缺乏指 ANC<0.1×10^9/L。常见的感染部位有上呼吸道、肺部、血流、皮肤软组织和消化道。消化道感染发生率的增加与黏膜屏障受损有关,越来越受到重视。有 10%~25% 患者出现血流感染,其中大多数为有长期或严重中性粒细胞缺乏的患者,而血流感染的实际发生率可能更高。感染的发生、严重程度及临床过程与中性粒细胞缺乏的程度和持续时间相关。

二、病原菌分布及耐药性

中性粒细胞缺乏患者感染的最常见细菌是条件致病菌,如:大多数革兰阴性菌、α溶血性链球菌属、表皮葡萄球菌等,这些病原体一般只会在粒细胞缺乏等免疫功能缺陷时发生机会性感染。这些条件致病菌是否会致病取决于细菌和宿主之间的平衡是否被打破,即细菌的数量和宿主的防御状态之间平衡和较量。因此,有效的感染控制必须是最大限度地减少与致病菌接触,合理使用抗菌药物抑制病原微生物的负荷量,尽可能地提高宿主的防御能力。

约50%粒细胞缺乏伴发热的患者,可找到感染灶,而在其他患者可能找不到感染的证据。在中性粒细胞缺乏时期,细菌占到首次感染病原体的90%以上,其中,革兰阴性菌是最常见的病原菌,也是造成死亡的主要原因。尽管在一些发达国家革兰阴性菌导致感染的百分率已经下降到30%,但国内的报告显示仍然是以革兰阴性菌为主。最常见的革兰阴性菌包括大肠埃希菌、肺炎克雷伯菌、铜绿假单胞菌。近几年来,其他非发酵糖细菌感染也有增多的趋势,如鲍曼不动杆菌、嗜麦芽窄食单胞菌。许多革兰阴性菌进入体内是通过损伤的胃肠道黏膜,其他途径还有肛周和破损的皮肤,尤其是铜绿假单胞菌的感染;静脉导管偶尔也是革兰阴性菌的侵入门户。

产ESBL大肠埃希菌和克雷伯菌属,检出率分别达到50%~60%和40%~50%。这些产ESBL菌株往往只对碳青霉烯类药物敏感,例如亚胺培南或美罗培南。在血液科,嗜麦芽窄食单胞菌的比例与鲍曼不动杆菌相近甚至超过后者,鲜有报道分离出产碳青霉烯酶的克雷伯菌属和XDR鲍曼不动杆菌,但铜绿假单胞菌分离菌株对碳青霉烯类耐药率达 40%~50%。

三、诊断及耐药菌感染的高危因素

（一）诊断

粒细胞缺乏期发热最常见的原因是感染,要求临床医生对这些患者进行快速和全面的评估,应采集详细的病史,包括:新出现的特定部位症状、预防性应用抗菌药物的信息、感染暴露风险、以前确诊的感染或病原菌定植和同时存在非感染原因的发热,例如输注血制品。潜在的并发症,例如糖尿病、慢性阻塞性肺病和(或)近期的手术操作,应予以注意。中性粒细胞缺乏伴发热患者的体格检查需要仔细地进行,以发现轻微的症状和体征,尤其是最常发生感染的部位:皮肤(尤其是进行过操作或置管的部位,例如导管留置部位或骨髓穿刺部位)、口咽部(包括牙周)、消化道、肺和会阴部。其他诊断手段包括血液检测、微生物培养和影像学检查(X 线、B 超)等。

（二）高危患者风险评估

在应用抗菌药物之前对患者进行风险分层,甄别高危患者。如严重中性粒细胞缺乏(ANC<0.1×10^9/L)或预计中性粒细胞缺乏持续 >7 天,存在临床并发症,或有肝、肾功能不全。

肿瘤患者的化疗尤其是骨髓抑制性化疗主要损伤快速分裂的细胞,包括骨髓祖细胞和黏膜上皮细胞。在化疗后的几个星期内全血细胞减少和黏膜屏障损伤是主要的宿主防御系统缺陷。中性粒细胞缺乏持续的时间取决于多种因素:化疗的强度、感染(如巨细胞病毒感染)的发生和细胞因子的应用等。中性粒细胞缺乏的持续时间和程度都会影响感染发生的可能性,中性粒细胞低于 1.0×10^9/L 时细菌感染的风险会增加,

如果降低到 $0.5 \times 10^9/L$ 以下,感染往往不可避免;如果中性粒细胞数小于 $0.1 \times 10^9/L$,常常会发生血流感染和致命性的细菌感染。

黏膜损伤的程度主要取决于化疗方案,化疗药物白消安、依托泊苷、美法仑、阿糖胞苷、甲氨蝶呤、环磷酰胺以及全身照射都会引起不同程度的黏膜炎。单纯疱疹病毒(HSV)1 型的再激活能够引起口腔和食管黏膜的弥散性或局部的溃疡,这些损伤可能会引起定植在黏膜上的微生物侵入,引起血流感染。HSV-2 的激活可以引起尿道、口唇、会阴及肛周皮肤和黏膜的破坏。糖皮质激素会加重黏膜炎并延迟溃疡的愈合。中心静脉置管(CVC)的广泛应用也增加了感染的风险,插管破坏了皮肤的完整性,打破了阻挡病原菌侵入的生理屏障。

(三)耐药细菌感染的危险因素

欧洲白血病感染工作委员会(ECIL4)在 2013 年发布了一个称之为耐药增长时代中性粒细胞缺乏伴发热患者经验性抗菌药物治疗的欧洲指南,提出耐药细菌感染的危险因素,见表 5-1,对经验性抗菌药物的选择有一定的指导意义。

表 5-1 耐药细菌感染的危险因素

1	患者以前有耐药菌定植或感染,尤其是: - 产 ESBL 或碳青霉烯酶肠杆菌科细菌 - 耐药非发酵菌:铜绿假单胞菌、鲍曼不动杆菌、嗜麦芽窄食单胞菌 - MRSA,尤其是万古霉素 MICs≥2mg/L - 耐万古霉素肠球菌
2	以前使用过广谱抗菌药物,尤其是第三代头孢菌素
3	存在严重的疾病,如晚期肿瘤、脓毒血症、肺炎

4	医院感染
5	长期和（或）反复住院
6	留置导尿管
7	老年患者
8	住在重症监护病房

四、治疗

（一）粒细胞缺乏期首次发热的经验治疗

在感染评估后应当立即经验性使用抗菌药物，初始经验性抗菌治疗旨在降低细菌所引起的严重并发症和病死率，其原则是覆盖可迅速引起严重并发症或威胁生命的最常见和毒力较强的病原菌，直至获得准确的病原学培养结果。有效的经验性抗菌治疗需要选择具有杀菌活性、抗假单胞菌活性和良好安全性的药物。高危患者需要住院治疗，静脉应用广谱抗菌药物。推荐单一使用抗假单胞菌 β- 内酰胺类药物，包括哌拉西林 / 他唑巴坦、头孢哌酮 / 舒巴坦、碳青霉烯类（亚胺培南、美罗培南或帕尼培南）、头孢吡肟或头孢他啶。当有并发症（例如低血压、肺炎）、疑有或确诊为耐药菌感染时，可改用或加用其他抗菌药物。

中性粒细胞缺乏患者革兰阴性菌血流感染初始治疗时可首选 β- 内酰胺类如碳青霉烯类联合氨基糖苷类或氟喹诺酮类，以提供最初的广谱覆盖来针对可能的多重耐药病原菌。研究表明，推迟铜绿假单胞菌血流感染恰当抗菌治疗≥2 天与非中性粒细胞缺乏患者 30 天时的病死率加倍有关。根据美国胸科学会的近期指南，中性粒细胞缺乏患者的肺炎一般应按医院感染来治疗。免疫抑制患者或在之前90天内接受抗菌药治疗者,应被认作有多重耐药病原菌所致肺炎高危人群,推荐初始广谱 β- 内酰胺类或碳青霉烯类联合氨基糖苷类或抗铜绿假单胞菌的氟喹诺酮类治疗。

(二)粒细胞缺乏持续发热的抗菌药物调整

对初始抗菌药物的治疗反应决定了下一步治疗的策略。如果热退,不管感染的原因是否找到继续初始治疗,直到中性粒细胞缺乏纠正(中性粒细胞计数ANC>0.5×10^9/L)。如果口腔和胃肠道黏膜炎继续存在,不应停用抗菌药物。

如果发热持续,需要对患者进行重新的检查和评估。如果没有找到感染证据,也没有感染加重的征象,继续初始治疗不需要作任何调整;如果找到感染证据,应当采用针对病原菌的靶向治疗,如分离出产 ESBLs 肠杆菌科细菌应考虑早期应用碳青霉烯类,如分离出 CRE 应考虑早期应用黏菌素、多黏菌素或替加环素;如果有感染加重的证据,应当对初始治疗进行调整,覆盖初始治疗不能覆盖的可疑的病原菌,如产 ESBL 或碳青霉烯酶的肠杆菌科细菌、对碳青霉烯类天然耐药的嗜麦芽窄食单胞菌。

第六节 尿路感染

一、概述

尿路感染(urinary tract infection,UTI)是常见的感染性疾病之一,每年预计发病率为 18/1000 人次。在院内感染中排名第2,占16%。UTI 在女性中较为常见,有报道约 40% 的女性一生中曾罹患 UTI,其中27% 在12 个月内出现复发。UTI 分为无症状性菌尿、急性单纯性尿路感染(膀胱炎、肾盂肾炎)、反复发作性尿路感染及复杂性尿路感染。UTI 在社区及医院感染的治疗中造成较大的经济负担(预计每年超过 10 亿美元),随着细菌耐药性的增加,UTI 给临床治疗带来巨大挑战。

二、常见革兰阴性菌及其耐药性

尿路感染的病原菌主要为革兰阴性菌,男性与女性 UTI 的病原菌相仿,但比例略有差异。男性 UTI 患者前 5 位的革兰阴性菌分别为大肠埃希菌(30.1%)、肺炎克雷伯菌(8.6%)、铜绿假单胞菌(8.3%)、鲍曼不动杆菌(3.7%)和奇异变形杆菌(3.4%);女性 UTI 前 5 位的革兰阴性菌分别为大肠埃希菌(52.8%)、肺炎克雷伯菌(6.8%)、奇异变形杆菌(3.7%)、铜绿假单胞菌(2.3%)和阴沟肠杆菌(1.3%)。

近年来,UTI 革兰阴性病原菌对常用抗菌药物耐药严重。2012 年全国细菌耐药监测结果显示,尿标本分离的大肠埃希菌对氟喹诺酮类和头孢噻肟的耐药率超过 60%;肺炎克雷伯菌对喹诺酮类和头孢噻肟的耐药率 >40%。尿液标本中大肠埃希菌 ESBL 阳性率 2004 年为 41.7%,2012 年增加至 60.9%。CHINET 尿液标本耐药监测显示,广泛耐药肺炎克雷伯菌检出率为 3.5%。铜绿假单胞菌对碳青霉烯类、哌拉西林 / 他唑巴坦及阿米卡星敏感率 >80%;鲍曼不动杆菌对大多数抗菌药物耐药率高于 50%,仅对亚胺培南、阿米卡星及米诺环素敏感率 >60%。

三、诊断及耐药菌感染的危险因素

尿路感染的临床诊断需根据典型的临床症状、体征、高危因素及实验室检查结果。

（一）临床表现

尿急、尿频、尿痛提示可能为膀胱炎，如同时伴有发热、畏寒、腰胁部疼痛、肾区叩痛则应考虑肾盂肾炎。伴有尿路解剖学或功能异常、尿路梗阻或反流、留置导尿管、糖尿病、器官移植、免疫功能损害等的 UTI 均应视为复杂性尿路感染。

（二）实验室诊断

1. 尿常规检查　清洁中段尿白细胞≥5/高倍视野。

2. 尿生化检查　尿白细胞酯酶检测阳性，本试验为脓尿的快速检测方法，其敏感性为75%，特异性为94%~98%；尿亚硝酸盐还原试验阳性，该项检查呈高度特异性，但敏感性较差。

3. 尿细菌学检查　未离心尿标本直接染色镜检为简便、快速的细菌检查方法，若镜检细菌≥1/高倍视野即相当于定量细菌培养≥10^5CFU/ml。对于反复发作性尿路感染、复杂性尿路感染和肾盂肾炎，应在使用抗菌药物前作中段尿培养，肾盂肾炎时还应作血培养。

4. 影像学检查　单纯性尿路感染一般不需要作影像学检查。以下情况应考虑行泌尿系 B 超、CT 平扫或静脉尿路造影（intravenous urography，IVU）等影像学检查，以发现可能存在的尿路解剖结构或功能异常：①反复发作性尿路感染；②疑为复杂性尿路感染；③少见的细菌感染；④妊娠期曾有无症状性菌尿或尿路感染者；⑤感染持续存在。

耐药革兰阴性菌感染的危险因素包括：既往反复使用抗菌药物、尿路梗阻、导尿管留置、膀胱造瘘、泌尿外科手术、入住重症监护病房、长期住院和使用免疫抑制剂等。

四、治疗

（一）尿路感染的治疗原则

1. 重视细菌培养及药敏测定 在抗菌药物使用前留取合格尿标本进行细菌培养,考虑上尿路感染的发热患者应同时送血培养。

2. 抗菌药物的选择 应根据当地尿路感染病原菌耐药监测结果和感染部位选择抗菌药物。下尿路感染首选尿液中药物浓度高的口服药物,上尿路感染要选择尿液和血中均能达到有效药物浓度的药物,初始治疗首选静脉给药。

3. 抗菌药物疗程的确定 根据感染的类别确定疗程,急性膀胱炎可用短疗程,而反复发作性尿路感染需要长疗程,对于复发频繁者可以采用预防用药。

4. 去除尿路感染的复杂因素 对于复杂性尿路感染患者,尽可能去除梗阻等复杂因素,糖尿病患者应控制血糖,防止血糖波动。

（二）尿路感染的经验治疗

1. 急性单纯性尿路感染 急性单纯性膀胱炎病原菌绝大多数为大肠埃希菌,治疗宜选用不良反应小、口服方便、价格低廉的抗菌药物门诊治疗,可选用复方磺胺甲噁唑(SMZ/TMP)、头孢氨苄、头孢拉定、阿莫西林/克拉维酸、多西环素、喹诺酮类等 3 日疗法,亦可选用呋喃妥因 7 日疗法,或磷霉素氨丁三醇 3g 单剂顿服。

急性肾盂肾炎常累及肾间质,有发生菌血症的危险,应选用在尿液及血液中均有较高浓度的抗菌药物。首先通过注射给药,待病情缓解后,可转为口服治疗 1~2 周。可选用抗菌药包括喹诺酮类、第二代或第三代头孢菌素类等。

2. 反复发作性尿路感染　对于存在多重耐药菌主要为产 ESBL 细菌感染危险因素的反复发作性尿路感染,可选用阿莫西林 / 克拉维酸、法罗培南等口服,伴发热患者可静脉给用阿莫西林 / 克拉维酸、哌拉西林 / 他唑巴坦、阿米卡星、磷霉素或碳青霉烯类。反复发作频繁者可考虑用低剂量长疗程抑菌疗法作预防性治疗。在每晚睡前或性交排尿后,口服以下药物之一:如 SMZ/TMP、呋喃妥因,亦可每 7~10 天口服 1 次磷霉素氨丁三醇。本疗法通常使用半年,如停药后仍反复发作,则再给予此疗法 1~2 年或更长。对已绝经女性,在没有禁忌证的前提下可加用雌激素以减少复发。使用蔓越莓有利于降低女性患者下尿路感染的发生率,但目前尚缺乏有力的临床研究支持。

3. 复杂性尿路感染　病原菌耐药程度较高,需依据细菌培养及药敏结果选用抗菌药物。门诊治疗适用于轻、中度感染,口服抗菌药物,疗程 10~14 天。重度感染及(或)疑有菌血症者需住院治疗,首先予以经验治疗,而后根据药敏结果调整抗菌药物。热退后改为口服给药,疗程 14~21 天,至少 10~14 天。对存在耐药革兰阴性菌感染危险因素的复杂性尿路感染患者的抗菌药选择同反复发作性尿路感染。尽可能去除复杂因素,对不能矫正尿路结构异常或梗阻的复杂性尿路感染患者,可予以小剂量抗菌药长期控制性治疗。

4. 无症状菌尿　一般不需治疗,但孕妇、泌尿道诊疗操作前后、糖尿病、免疫缺陷者及学龄前儿童需进行治疗。孕妇宜用青霉素类、头孢菌素类或磷霉素等抗菌药物,避免应用氟喹诺酮类、氨基糖苷类及多西环素。

(三)耐药革兰阴性菌尿路感染的病原治疗

详见第四章耐药革兰阴性菌感染的病原治疗。

肠杆菌科细菌是尿路感染最为常见的病原菌,常见菌种为大肠埃希菌、肺炎克雷伯菌和奇异变形杆菌。产 ESBL 肠杆菌科细菌下尿路感染首选口服磷霉素氨丁三醇、呋喃妥因或阿莫西林/克拉维酸,急性肾盂肾炎或复杂尿路感染治疗选用碳青霉烯类(厄他培南,亚胺培南、美罗培南)、哌拉西林/他唑巴坦。产 AmpC 酶肠杆菌属等细菌所致感染,治疗首选碳青霉烯类,亦可选用第四代头孢菌素。碳青霉烯类耐药菌感染缺乏有效的治疗,临床资料不多,可根据药物敏感结果选用氨基糖苷类或氟喹诺酮类,亦可选用黏菌素联合碳青霉烯类;下尿路感染可选择磷霉素氨丁三醇、SMZ/TMP、多西环素或呋喃妥因口服。

第七节　皮肤软组织感染

一、概述

皮肤软组织感染(SSTI)系病原菌侵犯表皮、真皮、皮下组织及肌层所引起的感染病。SSTI 多由革兰阳性菌引起,在下述一些特殊类型的 SSTI 也常由革兰阴性菌或阴性菌与革兰阳性菌、厌氧菌、真菌的混合感染所致:烧伤创面感染、糖尿病足感染、地震等自然灾害造成的严重外伤创面感染、压疮感染等。本章仅介绍耐药革兰阴性菌所致的 SSTI。

二、常见革兰阴性菌及其耐药性

引起皮肤软组织感染的革兰阴性菌以肠杆菌科细菌、铜绿假单胞菌、鲍曼不动杆菌常见。国外报道复杂性 SSTI 的 2500 株病原菌中,革兰阴性菌依次为肠杆菌科细菌(26.8%)、铜绿假单胞菌(12.1%)、不动杆菌属（2.2%）。国内报道 2009-2013 年 366 例 SSTI 病原菌404 株,前三位为革兰阳性球菌,铜绿假单胞菌占第四位（5.98%）,后依次为肺炎克雷伯菌、黏质沙雷菌、奇异变形杆菌、嗜麦芽窄食单胞菌等。糖尿病足感染常见病原菌为革兰阳性菌、革兰阴性菌及真菌,革兰阴性菌中以铜绿假单胞菌、肠杆菌科细菌为多。烧伤创面感染以铜绿假单胞菌、大肠埃希菌、金黄色葡萄球菌、产气肠杆菌多见。大型地震伤创面革兰阴性菌感染以鲍曼不动杆菌、大肠埃希菌、肠杆菌属、其他不动杆菌属等为主。压疮感染以铜绿假单胞菌为多。腹部、妇科手术患者易继发革兰阴性菌切口感染,以大肠埃希菌、克雷伯菌属、肠杆菌属、铜绿假单胞菌及鲍曼不动杆菌为主。

地震伤者创面检出的 42 株鲍曼 / 溶血不动杆菌对亚胺培南耐药率为 41.5%;对阿米卡星、左氧氟沙星、替卡西林 / 克拉维酸的耐药率分别为 79.6%、79.6%、91.5%。压疮创面定植菌 32.5% 为革兰阴性菌,46.8%为革兰阴性菌与阳性菌混合,其中 64.8% 为 MDR 菌株。因 SSTI 分离革兰阴性菌耐药状况国内外报道较少,国内所有标本来源细菌的监测结果也可供参考:2013 年 CHINET 监测显示大肠埃希菌和克雷伯菌属中产 ESBLs 比例分别为 54.0% 及 31.8%,肺炎克雷伯菌对美罗培南的耐药率 13.5%,不动杆菌属细菌对亚胺培南和美罗培南耐药率分别为 59.3% 和 62.5%。2011-2012 年 Mohnarin 监测数据显示,鲍曼不动杆菌和铜绿假单胞菌对亚胺培南的耐药率分别为 63% 和 29%。

三、诊断及耐药菌感染的危险因素

（一）临床诊断

详细询问病史特别是发病诱因和危险因素对建立

SSTI 的诊断及分析致病菌十分重要。应全面仔细查体，除注意皮肤局部红、肿、热、痛等炎症共同表现外，还需注意皮损性质、溃疡形成、积气与坏死程度，关注有无感染中毒症状，及早判断并发症、是否需外科紧急处理。CT 及 MRI 有助于诊断。外科手术后切口感染主要依据局部有感染症状、体征及脓性分泌物诊断，术后30天内、有植入物者术后 1 年内都可以发生。

革兰阴性菌所致 SSTI 包括手术切口感染、脓性或坏死性蜂窝织炎、皮下脓肿、深部脓肿、脓性肌炎、压疮感染、糖尿病足感染、烧伤创面感染、坏死性脓疱及坏死性筋膜炎等。按病情复杂程度，将 SSTI 分为单纯性与复杂性。前者包括单一脓肿、脓疱病、疖肿、蜂窝织炎等；后者指皮肤软组织感染病灶广泛并伴发热等感染全身中毒症状，或有并发症者，坏死性筋膜炎和坏死性肌炎属于此列。按感染病情严重程度将 SSTI 分为轻、中、重、危重四级或轻度、中度、重度三度。

（二）病原学诊断

力争在经验性使用抗菌药物前，采集皮肤软组织感染相关标本送病原学检查。对病程迁延、反复发作或抗菌药物治疗无效的复杂性 SSTI 患者，尤其应重视反复获取溃疡或创面活检或穿刺组织、血液等标本，因创口分泌物易被皮肤定植菌污染，应尽量避免用棉签取分泌物送检。蜂窝织炎酌情行穿刺抽吸或钻孔活检（punch biopsies）送培养，对于发热明显、感染中毒症状重、心动过速、低血压、伴淋巴结肿大、口腔或眼睛感染、免疫功能低下者应同时取创面和血标本送检。糖尿病足感染应清创后用皮肤刮匙或无菌手术刀片从溃疡刮取组织样本或针吸脓液或分泌物送培养。尽量确保分离鉴定的细菌是真正致病菌，且应尽早报告体外药敏结果以便调整抗菌治疗方案。

抽吸标本细菌涂片与培养的阳性率约 5%~40%，钻孔活检阳性率约 20%~30%。获得细菌培养阳性结果后应正确分析阳性结果及其临床意义，包括分离菌株是污染菌、定植菌还是致病菌，分离菌株与皮肤感染的发生发展是否存在必然联系，药敏试验提示敏感的抗菌药物能否在感染灶部位发挥抗菌作用等。

鉴别自 SSTI 病灶尤其在烧伤感染或糖尿病足患者分离的细菌是定植还是感染较为困难，需要结合患者的症状、体征及实验室检查。糖尿病足患者如果病灶局部没有明显红、肿、热、痛及明显脓性分泌物，无外周血白细胞及中性粒细胞升高，或降钙素原与 C 反应蛋白无升高，可能属于定植菌，可先行病灶局部处理，暂不予全身抗菌治疗。烧伤患者根据烧伤面积大小综合判定，因为烧伤患者烧伤创面及急性创伤炎症刺激存在，即使没有合并明显感染，其外周血白细胞及中性粒细胞也会升高，PCT 也有明显上升，故较难判定，需要结合患者的病情变化、反复分泌物及血培养结果随时调整诊治策略，尤其应密切观察创面分泌物颜色、嗅味和量的变化，不同的细菌感染可以产生不同的变化。革兰阴性菌感染的创面常出现暗灰或黑色的坏死斑，铜绿假单胞菌感染为绿色或蓝绿色有甜腥气味的黏稠分泌物；金黄色葡萄球菌感染为淡黄色黏稠分泌物，溶血性链球菌感染为浅咖啡色稀薄分泌物；厌氧菌感染可以嗅到粪臭味。

（三）易感因素

革兰阴性菌 SSTI 易感因素包括糖尿病、烧伤、地震等创伤严重或污染明显或初次处理时间延迟者、压疮、中性粒细胞减少、静脉药瘾、艾滋病、肝硬化、肿瘤、酗酒、慢性肾病、化疗、广谱抗菌药物或免疫抑制剂使用、中心静脉导管留置、长期住院的重症患者等。高龄、肥胖、糖尿病、手术时间过长为手术切口感染的危险因素。革兰阴性菌 SSTI 多为医院感染。

四、治疗

（一）经验治疗

SSTI 经验性抗菌治疗因感染病种不同而异。对于外科切口感染、烧伤感染、深部软组织脓肿、压疮感染、坏死性筋膜炎、糖尿病足感染原则上应予覆盖革兰阳性菌、革兰阴性菌甚或厌氧菌的抗菌药物。轻、中度感染用药 3~5 天，重度感染用药 2~3 天后根据经验治疗初步效果和（或）细菌药敏结果进行调整，总疗程视病情不同而异。

若怀疑轻、中度铜绿假单胞菌感染，经验性选用头孢他啶、头孢吡肟、氨曲南等，酌情联合氨基糖苷类中的阿米卡星或妥布霉素，重度感染可选用亚胺培南、美罗培南联合氨基糖苷类。β- 内酰胺类药物过敏者亦可选用具有抗假单胞菌活性的喹诺酮类联合氨基糖苷类。

若怀疑轻、中度肠杆菌科细菌感染，经验性选用哌拉西林 / 他唑巴坦或阿莫西林 / 克拉维酸等酶抑制剂复合制剂或磷霉素，重度感染可选用亚胺培南、美罗培南等，β- 内酰胺类药物过敏者亦可选用替加环素治疗。

2012 年 IDSA 指南建议轻度糖尿病足感染首先覆盖革兰阳性菌或 MRSA，若中、重度感染，需要同时用哌拉西林 / 他唑巴坦或厄他培南抗产 ESBL 菌，有铜绿假单胞菌感染风险时，需要使用具有抗假单胞菌的药物，抗菌疗程 1~2 周，中、重度感染疗程 2~3 周。

对于坏死组织少的烧伤创面感染可以局部应用 1% 磺胺嘧啶银霜、10% 磺胺米隆霜或 0.1% 庆大霉素溶液,对于坏死组织多的烧伤创面感染可经验性给予哌拉西林/他唑巴坦、碳青霉烯类、头孢哌酮/舒巴坦或头孢吡肟经验性抗铜绿假单胞菌治疗。

严重地震伤创面感染者应经验性给予哌拉西林/他唑巴坦、碳青霉烯类、头孢哌酮/舒巴坦等。压疮感染者、腹部与妇科外科切口感染经验治疗用药推荐与此相似。

(二)耐药革兰阴性菌 SSTI 的病原治疗

详见第四章耐药革兰阴性菌感染的病原治疗。

第八节 脑 膜 炎

一、概述

革兰阴性菌脑膜炎多为医院获得性,为严重的医院感染,病死率高达 35%。美国医院感染监测系统(NNIS)资料显示医院获得性脑膜炎最重要的危险因素为神经外科手术、神经外科装置应用、近期头部外伤及脑脊液漏者,颅脑手术后其发生率为 0.56/100,脊柱融合术患者为 0.70/100,而脑室旁路者则达 3.85/100。美国 27 个州研究显示医院获得性脑膜炎占总脑膜炎的比例由 1962-1970 年的 28% 上升至 1980-1988 年的 48%。另据报道 1994-2006 年 31 927 例神经外科手术后患者,医院获得性细菌性脑膜炎的发生率为 2.9%,而脑脊液引流术后细菌性脑膜炎的发生率高达 4%~17%。国内报道神经外科术后颅内感染的发生率为 1.4%~3.9%。由于病原学早期诊断的困难以及细菌耐药性的增加,细菌性脑膜炎仍为临床棘手的感染病。早期诊断、正确的抗菌治疗是提高治愈率、降低病死率、减少后遗症的关键。

二、常见革兰阴性菌及其耐药性

（一）常见革兰阴性菌

医院获得性脑膜炎,尤其发生于颅脑手术后脑室引流、脑部医用装置者,需氧革兰阴性菌为主要致病菌。据 493 例成人脑膜炎的监测资料显示,革兰阴性菌的感染者约占 38%,免疫缺陷者脑膜炎以铜绿假单胞菌较为常见。1995-2004 年上海地区自脑脊液（CSF）分离菌中,革兰阴性菌占 50.2%,常见的革兰阴性菌依次为不动杆菌属、克雷伯菌属、大肠埃希菌、铜绿假单胞菌和其他肠杆菌科细菌。CHINET 2005-2007 年脑脊液分离菌中革兰阴性菌占 37.1%,常见的革兰阴性菌依次为不动杆菌属、铜绿假单胞菌、大肠埃希菌、克雷伯菌属和肠杆菌属。CHINET 2011 年脑脊液标本中革兰阴性菌占 39.9%,主要为鲍曼不动杆菌、肺炎克雷伯菌、铜绿假单胞菌、大肠埃希菌和洛菲不动杆菌。其中医院获得性脑膜炎中革兰阴性菌占 64.2%,最常见的革兰阴性菌依次为不动杆菌属、肺炎克雷伯菌、铜绿假单胞菌和阴沟肠杆菌。

（二）常见革兰阴性菌的耐药性及变迁

1. 非发酵糖细菌　近年来不动杆菌属细菌及铜绿假单胞菌对常用抗菌药物包括对碳青霉烯类的耐药性明显增加,CHINET 脑脊液分离不动杆菌属对碳青霉烯类亚胺培南及美罗培南的耐药率自 2005-2007 年的 24.1%~29.3% 上升至 2011 年的 62.4%~72.9%,其中 22.8% 为全耐药株（不包括多黏菌素及替加环素）;同期,铜绿假单胞菌对碳青霉烯类的耐药率由 26%~28% 上升至 20%~50%,其中 7.7% 为全耐药株（不包括多黏菌素）。

2. 肠杆菌科细菌　脑脊液标本中产 ESBLs 的大

肠埃希菌检出率为33.3%,肺炎克雷伯菌的检出率为41.9%。肺炎克雷伯菌对亚胺培南和美罗培南的耐药率分别为27.6%和25.0%,全耐药株(不包括多黏菌素及替加环素)的检出率为9.3%。大肠埃希菌对哌拉西林/他唑巴坦、亚胺培南、美罗培南和阿米卡星的耐药率为0~4.5%。

三、诊断及耐药菌感染的危险因素

细菌性脑膜炎的临床诊断需根据典型的临床症状、体征、诱发因素和脑脊液检查结果。其中脑脊液检查是诊断细菌性脑膜炎的主要实验室依据,若腰穿压力增高,脑脊液中白细胞总数明显增多,以中性粒细胞为主者,约60%~90%患者的脑脊液涂片和培养可呈阳性结果。颅脑外伤或进行颅脑手术者,出现发热、头痛、神志改变、脑膜刺激征、脑脊液压力增高、白细胞计数显著增高,结合脑脊液涂片和培养的结果,细菌性脑膜炎诊断可基本确立。

病原学诊断依赖于脑脊液涂片、培养分离出相应病原菌。CSF涂片革兰染色是一种快速、准确鉴别致病菌的方法。细菌革兰染色的检出与CSF中细菌浓度有关,当浓度≤10^3CFU/ml时革兰染色阳性率为25%,当浓度为10^3~10^5CFU/ml时革兰染色阳性率为60%,当浓度≥10^5CFU/ml时革兰染色阳性率为97%。通过细菌离心技术,革兰染色细菌发现率可增高近百倍。革兰染色细菌的检出率还与致病菌种属有关,革兰阴性菌阳性率为50%。革兰染色用于诊断细菌性脑膜炎,具有快速、价廉、特异性高等特点;然而,对已经使用了抗菌药的患者,革兰染色的阳性率不到20%。

产ESBLs菌株感染的危险因素有:年龄大于65岁、女性、医疗保健相关感染、肝硬化、阻塞性尿路疾病、抗菌药尤其是第三代头孢菌素和喹诺酮类使用、入住护理机构。

CRE 感染的危险因素有：神经外科手术；留置腰大池或脑室外引流；机械通气；暴露于抗菌药物，尤其是碳青霉烯类、第三代头孢菌素、氟喹诺酮类和万古霉素；全身一般情况差；长期住院及入住 ICU。

四、治疗

（一）细菌性脑膜炎的治疗原则

1. 选用易透过血 - 脑脊液屏障的抗菌药物 细菌性脑膜炎的治疗效果，首先取决于抗菌药物能否透过血 - 脑脊液屏障，药物的通透性与脑膜炎症程度密切相关，当脑膜明显炎症时抗菌药物透过血 - 脑脊液屏障的浓度明显增加，而随着炎症的逐渐消退，进入脑脊液的药物随之减少，因此，脑膜炎患者病情好转后不应立即减少药物剂量，以保证脑脊液中有足够的药物浓度。抗菌药物的血 - 脑脊液屏障的通透性尚与药物的本身特性如脂溶性、分子大小、血清蛋白结合率、pH 等因素有关。

2. 选用杀菌剂 由于脑膜感染发生在人体防御功能薄弱的区域，血 - 脑脊液屏障的存在和淋巴系统的缺如，使体液免疫和细胞免疫功能显著低下，且缺乏特异补体和抗体，因此宜选用对病原菌有杀菌作用的抗菌药物。临床研究表明革兰阴性菌脑膜炎用抑菌剂治疗效果不佳。

3. 制订最佳的治疗方案 β- 内酰胺类、氨基糖苷类给药后脑脊液中的药物峰浓度超过病原菌最低杀菌浓度（MBC）的 10~20 倍时方可迅速达到杀菌作用，应静脉给药以使脑脊液中抗菌药达到足够浓度。

4. 根据药动学 / 药效学特点选用抗菌药物 β-

内酰胺类属时间依赖性抗菌药物,应大剂量多次静脉给药,务必使脑脊液中药物浓度较长时间超过药物对致病菌的 MBC,氨基糖苷类、氟喹诺酮类则每日一次给药。

5. 局部给药应尽量避免 局部给药包括鞘内及脑室内给药。由于许多抗菌药物能较好地透过血-脑脊液屏障,局部给药可导致严重的中枢神经系统毒性反应,故很少有必要进行局部给药。治疗耐药菌引起脑膜炎有时选用抗菌药很有限,如药物脑膜通透性较差,可辅以局部给药。见表 5-2。

表 5-2 成人抗菌药物每次局部给药剂量

抗菌药物	每日用量
多黏菌素 B	5mg,幼儿每日 2mg
黏菌素	10mg,每天 1 次,或 5mg,每天 2 次
庆大霉素	1~8mg,一般婴幼儿日剂量 1~2mg,成人 4~8mg
妥布霉素	5~20mg
阿米卡星	5~50mg,常用日剂量为 30mg

注:每次剂量以 2ml 注射用水稀释后行鞘内注射,注射时反复以脑脊液边稀释边缓慢注入。

6. 疗程 需根据患者临床治疗反应决定疗程,通常需治疗至脑脊液常规、生化恢复正常,细菌涂片及培养阴性。革兰阴性菌脑膜炎复发率高,疗程至少 3 周。

（二）细菌性脑膜炎的经验治疗

医院获得性脑膜炎如免疫缺陷者或颅脑手术后发生的脑膜炎,最可能由革兰阴性菌如不动杆菌属、铜绿假单胞菌、克雷伯菌属、肠杆菌属、大肠埃希菌等引起,经验治疗可选用头孢他啶或头孢吡肟等联合氨基糖苷类;也可选用美罗培南,必要时联合氨基糖苷类。

β- 内酰胺类药物过敏者亦可选用喹诺酮类联合氨基糖苷类。

（三）耐药革兰阴性菌脑膜炎的病原治疗

详见第四章耐药革兰阴性菌感染的病原治疗。

替加环素、黏菌素、头孢哌酮 / 舒巴坦及氨基糖苷类在体外对多种多重耐药革兰阴性菌具有良好活性，但难以透过血 - 脑脊液屏障，需要使用时应与其他抗菌药联合应用，黏菌素及氨基糖苷类可局部应用。碳青霉烯类耐药肠杆菌科细菌体外对磷霉素具较高的敏感性，但缺乏临床资料。

参 考 文 献

1. Peleg AY, Hooper DC. Hospital-acquired infections due to gram-negtive bacteria. N Engl J Med, 2010, 362 (19): 1804-1813.

2. Enne VI, Personne Y, Grgic L, et al. Aetiology of hospital-acquired pneumonia and trends in antimicrobial resistance. Curr Opin Pulm Med, 2014, 20 (3): 252-258.

3. Chung DR, Song JH, Kim SH, et al. High prevalence of multidrug-resistant nonfermenters in hospital-acquired pneumonia in Asia. Am J Respir Crit Care Med, 2011, 184 (12): 1409-1417.

4. Zhao TM, Liu YN, Cao B, et al. Prospective multicenter study of pathogen distributions in early-onset and late-onset hospital-acquired pneumonia in China. Antimicrob Agents Chemother, 2013, 57 (12): 6404-6405.

5. 刘又宁, 曹彬, 王辉, 等 . 中国九城市成人医院获得性肺炎微生物学与临床特点调查 . 中华结核与呼吸杂志, 2012, 35(10): 739-746.

6. Rotstein C, Evans G, Born A, et al. Clinical practice guidelines for hospital-acquired pneumonia and ventilator-associated pneumonia

in adults.Can J Infect Dis Med Microbiol,2008,19(1):19-53.

7. 陈佰义,何礼贤,胡必杰,等.中国鲍曼不动杆菌感染诊治与防控专家共识.中华医学杂志,2012,92(2):76-85.

8. 中华医学会呼吸病分会感染学组.铜绿假单胞菌下呼吸道感染诊治专家共识.中华结核和呼吸杂志,2014,37(1):9-15.

9. 汪复,朱德妹,胡付品,等.2013年中国CHINET细菌耐药性监测.中国感染与化疗杂志,2014,14(5):365-374.

10. Sandiumenge A,Rello J.Ventilator-associated pneumonia caused by ESKAPE organisms:cause,clinical features,and management.Curr Opin Pulm Med,2012,18(3):187-193.

11. Lautenbach E,Patel JB,Bilker WB,et al.Extended-spectrum β-lactamase -producing Escherichia coli and Klebsiella pneumonia:Risk factors for infection and impact of resistance on outcomes.Clin Infect Dis,2001,32(8):1162-1171.

12. Al-Rawajfah OM,Stetzer F,Hewitt JB.Incidence of and risk factors for nosocomial bloodstream infections in adults in the United States,2003.Infect Control Hosp Epidemiol.2009 ,30(11):1036-1044.

13. Vincent JL,Rello J,Marshall J,et al.International study of the prevalence and outcomes of infection in intensive care units. JAMA,2009,302(21):2323-2329.

14. Rosenthal VD,Bijie H,Maki DG,et al.International Nosocomial Infection Control Consortium(INICC)report,data summary of 36 countries,for 2004-2009.Am J Infect Control,2012,40(5):396-407.

15. Peng S,Lu Y.Clinical epidemiology of central venous catheter-related bloodstream infections in an intensive care unit in China. J Crit Care,2013,28(3):277-283.

16. Marra AR,Camargo LF,Pignatari AC,et al.Nosocomial bloodstream infections in Brazilian hospitals:analysis of 2,563

cases from a prospective nationwide surveillance study.J Clin Microbiol,2011,49(5):1866-1871.

17. Tabah A,Koulenti D,Laupland K,et al.Characteristics and determinants of outcome of hospital-acquired bloodstream infections in intensive care units:the EUROBACT International Cohort Study.Intensive Care Med,2012,38(12):1930-1945.

18. 吕媛,李耘,薛峰,等.卫生部全国细菌耐药监测网(Mohnarin): 2011-2012 年度血流感染细菌耐药监测报告.中国临床药理 学杂志,2014,30(3):278-288.

19. 李骏,张久之,万献尧,等.ICU 内中心静脉导管相关性血流 感染病原菌分布及耐药性分析.中国呼吸和危重监护杂志, 2013,12(1):41-44.

20. Micek ST,Lloyd AE,Ritchie DJ,Pseudomonas aeruginosa bloodstream infection:importance of appropriate initial antimicrobial treatment.Antimicrob Agents Chemother,2005,49 (4):1306-1311.

21. Baron EJ,Miller JM,Weinstein MP,et al.A guide to utilization of the microbiology laboratory for diagnosis of infectious diseases: 2013 recommendations by the Infectious Diseases Society of America(IDSA)and the American Society for Microbiology (ASM)(a).Clin Infect Dis,2013,57(4):e22-e121.

22. Mermel LA,Allon M,Bouza E,et al.Clinical practice guidelines for the diagnosis and management of intravascular catheter-related infection:2009 Update by the Infectious Diseases Society of America.Clin Infect Dis,2009,49(1):1-45.

23. Chow JW,Satishchandran V,Snyder TA,et al.In vitro susceptibilities of aerobic and facultative gram-negative bacilli isolated from patients with intra-abdominal infections worldwide: the 2002 Study for Monitoring Antimicrobial Resistance Trends (SMART).Surg Infect(Larchmt),2005,6(4):439-448.

24. 王瑶,王澎,徐英春,等.SMART 监测腹腔感染患者革兰阴性菌体外抗菌药物敏感性研究.中国实用内科杂志,2009,28(11):967-970.

25. Zhang H,Yang Q,Xiao M,et al.Antimicrobial susceptibility of Gram-negative bacteria causing intra-abdominal infections in China:SMART China 2011.Chin Med J(Engl),2014,127(13):2429-2433.

26. Solomkin JS,Mazuski JE,Baron EJ,et al.Guidelines for the selection of anti-infective agents for complicated intra-abdominal infections.Clin Infect Dis,2003,37(8):997-1005.

27. Mazuski JE,Solomkin JS.Intra-abdominal infections.Surg Clin North Am,2009,89(2):421-437.

28. Pieracci FM,Barie PS.Intra-abdominal infections.Curr Opin Crit Care,2007,13(4):440-449.

29. Snydman DR.Empiric antibiotic selection strategies for healthcare-associated pneumonia,intra-abdominal infections,and catheter-associated bacteremia.J Hosp Med,2012,7(Suppl 1):S2-S12.

30. Edelsberg J,Berger A,Schell S,et al.Economic consequences of failure of initial antibiotic therapy in hospitalized adults with complicated intra-abdominal infections.Surg Infect(Larchmt),2008,9(3):335-347.

31. Mazuski JE.Antimicrobial treatment for intra-abdominal infections.Expert Opin Pharmacother,2007,8(17):2933-2945.

32. Skrupky LP,Tellor BR,Mazuski JE.Current strategies for the treatment of complicated intraabdominal infections.Expert Opin Pharmacother,2013,14(14):1933-1947.

33. Solomkin JS,Mazuski JE,Bradley JS,et al.Diagnosis and management of complicated intra-abdominal infection in adults and children:guidelines by the Surgical Infection Society and the

Infectious Diseases Society of America.Clin Infect Dis,2010,50 (2):133-164.

34. Tzouvelekis LS,Markogiannakis A,Piperaki E,et al.Treating infections caused by carbapenemase-producing Enterobacteriaceae. Clin Microbiol Infect,2014,20(9):862-872.

35. Liu YM,Chen YS,Toh HS,et al.In vitro susceptibilities of non-Enterobacteriaceae isolates from patients with intra-abdominal infections in the Asia-Pacific region from 2003 to 2010:results from the Study for Monitoring Antimicrobial Resistance Trends (SMART).Int J Antimicrob Agents,2012,40(Suppl):S11-S17.

36. 杨启文,王辉,徐英春,等.腹腔感染细菌流行病学调查.中华普通外科学文献(电子版),2009,3(5):54-57.

37. 沈志祥,黄晓军,王椿,等.中国中性粒细胞缺乏伴发热患者抗菌药物临床应用指南.中华血液学杂志,2012,33(8):693-696.

38. 韩婷婷,黄晓军,刘开彦,等.造血干细胞移植患者粒细胞缺乏期间血流感染的单中心临床分析.中华内科杂志,2011,50(8):654-658.

39. 朱骏,丁星,王椿,等.血液系统疾病患者中临床分离菌分布及耐药性分析.中国感染与化疗杂志,2006,6(1):37-41.

40. 王秀丽,吴德沛,孙爱宁,等.血液病医院感染病原菌特点及利奈唑胺在粒细胞缺乏感染治疗中的应用.中华医院感染学杂志,2010,20(11):1589-1591.

41. 叶芳,贾宁,何玉梅,等.1741例血液病患者中721株病原菌感染临床分析.临床医药实践2011,20(4):243-244.

42. 孙景勇,倪语星.血液病房细菌耐药监测.中华医院感染学杂志,2006,16(2):206-217.

43. 邓琦,李新,李静怡,等.血液系统疾病医院感染临床分离菌株分布与耐药性分析.中华医院感染学杂志,2009,19(9):1159-1162.

44. 李春艳.血液病房感染病原菌分布及耐药性分析.中华医院感染学杂志,2008,18(8):1179-1182.

45. Averbuch P,Orasch C,Cordonnier C,et al.European guideline for empirical antibacterial therapy for febrile neutropenic patients in the era of growing resistance:summary of the 2011 4th European Conference on Infections in Leukemia. Haematologica,2013,98(12):1826-1835.

46. Freifeld AG,Bow EJ,Sepkowitz KA,et al.Clinical practice guideline for the use of antimicrobial agents in neutropenic patients with cancer:2010 Update by the Infectious Diseases Society of America.Clin Infect Dis,2011,52(4):e56-e93.

47. Paul M,Yahav D,Fraser A,et al.Empirical antibiotic monotherapy for febrile neutropenia:systematic review and meta-analysis of randomized controlled trials.J Antimicrobial Chemotherapy, 2006,57(2):176-189.

48. Kang CI,Kim SH,Park WB,et al.Bloodstream infections caused by antibiotic-resistant gram-negative bacilli:risk factors for mortality and impact of inappropriate initial antimicrobial therapy on outcome.Antimicrob Agents Chemother,2005,49 (2):760-766.

49. Lodise TP,Patel N,Kwa A,et al.Predictors of 30-day mortality among patients with Pseudomonas aeruginosa bloodstream infections:impact of delayed appropriate antibiotic selection. Antimicrob Agents Chemother,2007,51(10):3510-3515.

50. American Thoracic Society,Infectious Diseases Society of Ameirca.Guidelines for the management of adults with hospital-acquired,ventilator-associated,and healthcare-associated pneumonia.American J Respir Crit Care Med,2005,171 (4):388-416.

51. Custovic A,Smajlovic J,Hadzic S,et al.Epidemiological

surveillance of bacterial nosocomial infections in the surgical intensive care unit.Materia Socio Medica,2014,26(1):7-11.

52. Guldberg R,Kesmodel US,Brostrøm S,et al.Use of antibiotics for urinary tract infection in women undergoing surgery for urinary incontinence:a cohort study.BMJ Open,2014,4(2):e004051.

53. Vélez Echeverri C,Serna-Higuita LM,Serrano AK,et al.Resistance profile for pathogens causing urinary tract infection in a pediatric population,and antibiotic treatment response at a University Hospital,2010-2011.Colamb Med(Cali),2014,45(1):39-44.

54. Rowe TA,Juthani-Mehta M.Diagnosis and management of urinary tract infection in older adults.Infect Dis Clin North Am, 2014,28(1):75-89.

55. Chen YH,Ko WC,Hsueh PR.Emerging resistance problems and future perspectives in pharmacotherapy for complicated urinary tract infections.Expert Opin Pharmacother,2013,14(5):587-596.

56. Chenoweth CE,Gould CV,Saint S.Diagnosis,management,and prevention of catheter-associated urinary tract infections.Infect Dis Clin North Am,2014,28(1):105-119.

57. Hsueh PR,Hoban DJ,Carmeli Y,et al.Consensus review of the epidemiology and appropriate antimicrobial therapy of complicated urinary tract infections in Asia-Pacific region.J Infect,2011,63(2):114-123.

58. 阮亘杰,郑波,等.2012年中国男性尿路感染细菌分布及耐药状况.中国临床药理学杂志,2015.

59. 朱德妹,汪复,胡付品,等.2010年中国CHINET尿液标本中细菌的分布和耐药性监测.中国感染与化疗杂志,2012,12(4):241-250.

60. Livermore DM.Fourteen years in resistance.Int J Antimicrob

Agents,2012,39(4):283-294.

61. 郑跃,席云,赖维,等.皮肤软组织感染致病菌的菌种构成和药敏变化趋势分析.皮肤性病诊疗学杂志,2014,21(1):29-33.

62. Braga IA,Pirett CC,Ribas RM,et al.Bacterial colonization of pressure ulcers:assessment of risk for bloodstream infection and impact on patient outcomes.J Hosp Infect,2013,83(4):314-320.

63. 李耘,吕媛,薛峰,等.卫生部全国细菌耐药监测网(Mohnarin)2011-2012年革兰阴性菌耐药监测报告.中国临床药理学杂志,2014,30(3):260-277.

64. Lipsky BA,Berendt AR,Cornia PB,et al.2012 Infectious Diseases Society of America clinical practice guideline for the diagnosis and treatment of diabetic foot infections.Clin Infect Dis,2012,54(12):132-173.

65. Lipsky BA,Moran GJ,Napolitano LM,et al.A prospective, multicenter,observational study of complicated skin and soft tissue infections in hospitalized patients:clinical characteristics, medical treatment,and outcomes.BMC Infect Dis,2012,12:227-238.

66. 沈彬,黄富国,屠重棋,等.地震伤患者创面鲍曼/溶血不动杆菌定植与感染的研究.中华创伤杂志,2008,24(11):955-958.

67. Ning F,Shen Y,Chen X,et al.A combination regimen of meropenem,cefoperazone-sulbactam and minocycline for extensive burns with pan- drug resistant Acinetobacter baumannii infection.Chin Med J(Engl),2014,127(6):1177-1179.

68. Zavascki AP,Bulitta JB,Landersdorfer CB.Combination therapy for carbapenem-resistant Gram-negative bacteria.Expert Rev

Anti Infect Ther,2013,11(12):1333-1353.

69. Heckenberg SG,Brouwer MC,van de Beek D.Bacterial meningitis.Handb Clin Neurol,2014,121:1361-1375.

70. Jawień M,Garlicki AM.Bacterial meningitis-principles of antimicrobial treatment.Przegl epidemiol,2013,67(3):421-427,529-533.

71. Nau R,Djukic M,Spreer A,et al.Bacterial meningitis:new therapeutic approaches.Expert Rev Anti Infect Ther,2013,11(10):1079-1095.

72. van de Beek D,Brouwer MC,Thwaites GE,et al.Advances in treatment of bacterial meningitis.Lancet,2012,380(9854):1693-1702.

73. Shin SH,Kim KS.Treatment of bacterial meningitis:an update.Expert Opin Pharmacother,2012,13(15):2189-2206.

74. Falagas ME,Karageorgopoulos DE,Nordmann P.Therapeutic options for infections with Enterobacteriaceae producing carbapenem-hydrolyzing enzymes.Future Microbiol,2011,6(6):653-666.

75. Woehrl B,Klein M,Grandgirard D,et al.Bacterial meningitis:current therapy and possible future treatment options.Expert Rev AntiI Infect Ther,2011,9(11):1053-1065.

76. Brouwer MC,Tunkel AR,van de Beek D.Epidemiology,diagnosis,and antimicrobial treatment of acute bacterial meningitis.Clin Microbiol Rev,2010,23(3):467-492.

77. van de Beek D,Drake JM,Tunkel AR.Nosocomial bacterial meningitis.N Engl J Med,2010,362(2):146-154.

78. Fishbain J,Peleg AY.Treatment of Acinetobacter Infections.Clin Infect Dis,2010,51(1):79-84.

79. Briceño DF,Quinn JP,Villegas MV.Treatment options for multidrug-resistant nonfermenters.Expert Rev Anti Infect Ther,

2010,8(3):303-315.

80. Tunkel AR,Hartman BJ,Kaplan SL,et al.Practice guideline for the management of bacterial meningitis.Clin Infect Dis,2004,39(9):1267-1284.

81. 朱任媛,张小江,徐英春,等.2011年中国 CHINET 无菌体液细菌分布和耐药性监测.中国感染与化疗杂志,2013,13(5):349-356.

82. 李光辉,张婴元,胡付品,等.2005 至 2007 年中国 CHINET 脑脊液分离菌的分布及耐药性.中华传染病学杂志,2009,27(10):627-632.

83. 李光辉,朱德妹,张婴元,等.1995-2004 年上海地区部分医院脑脊液分离菌的分布及耐药性.中华医院感染学杂志,2007,17:1278-1281.

84. 李光辉,朱德妹,张婴元,等.医院获得性细菌性脑膜炎 120 例次临床分析.中华医院感染学杂志,2006,16(3):44-47.

（李光辉 施 毅 曾 军 瞿介明 陈德昌

任建安 王 椿 黄晓军 郑 波 吕晓菊）

第六章 耐药革兰阴性菌医院感染的预防与控制

第一节 耐药革兰阴性杆菌感染防控的意义和特点

抗菌药物耐药,已经成为全球关注的健康威胁。2013 年美国 CDC 首次发布《抗生素耐药性威胁》报告,根据健康影响、经济影响、发病率、预计 10 年后发病率、传染性、有效抗生素的可获得性和预防难易度等 7 方面因素,列出 18 种耐药菌,并分为"紧迫"、"严重"和"关注"3 个威胁级别。18 种重点耐药菌中革兰阴性杆菌占 8 种,其中"紧迫"级 1 种,即耐碳青霉烯类肠杆菌科细菌(CRE);"严重"级 7 种,包括 3 种医院感染常见病原菌,依次为多重耐药不动杆菌、产超广谱 β- 内酰胺酶(ESBLs)肠杆菌科细菌、多重耐药铜绿假单胞菌。"紧迫"级耐药菌危害很大,具有广泛传播的潜能,必须引起密切关注,早期发现并限制其传播。"严重"级耐药菌有显著危害,如果不进行检测和预防,其危害会增加,可升级为"紧急"威胁。

依靠开发新型抗菌药物解决耐药菌感染的治疗和预后问题,希望渺茫。如何合理使用抗菌药物,减少抗菌药物使用的选择性压力和减缓多重耐药菌的产生,以及积极采取科学的感控措施,阻断耐药菌的传播,已经成为遏制耐药菌快速上升的两类基本方法。研究显示,在可预防的单独项目中,抗菌药物使用是引起耐药的最重要因素,但至少一半的抗菌药物应用是完全没有必要的。

对于医院内耐药菌感染的快速上升，另一个重要的原因是感控措施不到位。我国是全球耐药菌问题较严重的地区，部分耐药菌检出率远高于国际平均水平，如碳青霉烯类耐药鲍曼不动杆菌等。耐药菌株的传播和持续存在取决于两个因素：一是存在易感人群、抗菌药物使用的选择性压力、来自大量定植或感染患者（定植性压力）潜在的传播增加。二是感染预防控制措施遵守与实施的效果。定植和感染的易感患者包括：患有严重疾病，尤其是由于潜在的医疗状况、近期外科手术、留置各种导管（如导尿管和气管插管），导致患者免疫力低下。住院患者尤其是 ICU 患者较非住院患者有更多的危险因素，感染率高。

MDR-GNB 感染，是临床治疗的挑战，也越来越成为预防和控制的难题。总体而言，MDR-GNB 对医院环境的抵抗力更强，一些非发酵菌如不动杆菌和铜绿假单胞菌的感染更可能是来自环境。同时，与 MRSA 相比，针对 MDR-GNB 的防控，研究较少，科学防控措施与经验还需更多积累和验证。

第二节　耐药革兰阴性杆菌防控主要方法与应用建议

一、耐药革兰阴性杆菌防控的主要方法

针对 MDR-GNB 的预防和控制，近年来国际上发布的指南中，推荐的方法主要包括以下几类：

（一）手卫生

实施手卫生可以有效减低 MDR-GNB 传播。根据 WHO 的最新要求，医务人员在下述情况必须作手卫

生,即手卫生的5个时机:①接触患者前;②无菌操作前;③接触患者后;④接触患者体液、分泌物后;⑤接触患者周围环境后。手卫生方法主要分为洗手和含乙醇手消毒液(ABHR)擦手两种。医疗机构应配备充足的洗手设施和手消毒液,特别是多重耐药菌容易流行的重点部门如ICU。应鼓励医务人员在接触患者前后,使用手消毒液擦手作为手卫生基本方法。在手上有肉眼可见的污染如体液或分泌物,则需要用皂液洗手。当接触体液、血液、分泌物、黏膜时应戴手套。应开展手卫生依从性监测,并将结果反馈给医务人员,可望获得更高的依从性。禁止使用人工指甲,因可导致细菌局部大量繁殖,具有引发感染暴发的风险。

(二)接触隔离与单间隔离

对于MDR-GNB定植或感染患者,应在标准预防的基础上,实施接触隔离。医务人员进行医疗护理操作时,应穿戴手套和隔离衣,尤其在接触分泌物、压疮、引流伤口、失禁的粪便以及造瘘管、造瘘袋时。非关键物品如血压计、听诊器、输液泵等设备,应专用;如需共用,则在不同患者之间使用时,必须消毒。尽可能为多重耐药菌定植/感染者提供专人护理。离开隔离区域时,应小心脱卸个人防护用品。应监测接触隔离的依从性,确保干预措施得到正确执行。关于何时终止接触隔离目前还没有定论,原则上应至每周1次,连续2~3次多重耐药菌培养阴性。

隔离场地对保障隔离措施的有效实施至关重要。理想的方法是单间病房隔离。对易造成MDR-GNB传播的患者,如有造瘘袋或溢出分泌物,应优先分配到单间隔离。没有条件实施单间隔离时,可采用集中隔离的方法,即让感染或定植相同MDR-GNB患者,集中在同一区域接受治疗。集中隔离也有困难时,则进行床旁隔离。不宜将多重耐药菌感染或者定植患者,与留置多种管道、有开放伤口或者免疫功能低下的患者,安置在同一房间或相邻区域。

隔离房间或区域,应当有耐药菌接触隔离的标识。有研究显示,某 ICU 手卫生依从性虽然很高,但仍出现产 ESBL 的肺炎克雷伯菌暴发。严格执行接触隔离措施后,耐药菌感染随着下降,提示监控接触隔离的依从性同样重要。

(三)环境清洁消毒

定期实施环境清洁,包括清洁剂或消毒剂使用,以降低耐药菌传播机会。污染的环境表面和医疗仪器设备可能是重要的 MDR-GNB 储菌库。鲍曼不动杆菌在干燥的物体表面可持续存活数周。水槽、呼吸设备、贮尿容器及各类洗涤剂,容易滋生铜绿假单胞菌而成为此菌的储存库。应确保患者使用的医疗设备和周围环境的清洁。多重耐药菌患者转科、转院或离开病室作辅助检查时,应进行交班和警示。

采用荧光标记或 ATP 生物荧光监测,即时反馈清洁度监测数据,有助于保洁人员对环境清洁工作的重视,提高物体表面的清洁质量。对不能有效控制 MDR-GNB 暴发或流行的病区,应督查保洁人员清洁消毒的全过程。如果去除环境中的目标耐药菌失败,可考虑腾空病房进行彻底的环境清洁,包括使用过氧化氢蒸气消毒。

(四)感控教育

通过教育计划,确保医务人员了解为什么 MDR-GNB 具有重要的流行病学意义?为什么预防传播是控制耐药菌感染的关键?哪些防止传播的措施已被证明是有效的?定期召开多学科合作会议,确保干预措施的落实,审核依从性监测结果,总结分析本地数据并反馈给医务人员。同时,应采用壁报、宣传册等多种形式,对患者、患者陪伴、探视者开展多重耐药菌防控的宣传、教育,内容包括多重耐药菌的危害、传播方式、基本的防控措施(手卫生、接触隔离、环境清洁等)。

(五)医院感染预防

成功预防医院感染的发生,直接的结果是耐药菌感染的病例数明显下降。应积极实施循证医学证明是有效的组合干预措施(bundle),以呼吸机相关肺炎为例,主要包括:①若无禁忌证,患者床头应抬高30°~45°。②对插管并接受机械通气的患者,应使用消毒剂(如氯己定)进行口腔卫生,每天至少4次。③吸引气道分泌物时应严格遵守无菌技术操作规程。预计插管时间超过72小时的患者,宜选用可行声门下分泌物吸引的气管导管。④尽量采用无创正压机械通气或尽早拔除气管插管。

(六)抗菌药物应用管理

控制抗菌药物的使用,可减少抗菌药物的选择性压力、耐药菌在医疗机构的负荷和传播机会。积极开展感染的病原学检测,减少抗菌药物经验性应用的比例。临床医师在获得微生物学检验结果时,应判断结果的临床意义。建立抗菌药物应用的会诊制度,让熟悉临床微生物、细菌和真菌感染、抗菌药物的临床专家承担会诊咨询。定期进行处方点评,对不合理处方,应予以反馈和警示。通过信息系统(如电子医嘱提醒、及时的微生物敏感性报告等)促进临床医师合理使用抗菌药物。至少每年1次向临床医师提供本院的细菌敏感性和趋势分析的最新资料,指导抗菌药物处方。

(七)警示代码、主动筛查与预先隔离

使用警示代码(alert code),及时识别进入医院或病区时已知有耐药菌定植或感染的患者,确保这些患者在入院安排床位的第一时间,即开始执行接触隔离等有效的耐药菌防控措施。

为及时发现并隔离 MDR-GNB 传染源,医疗机构对存在 MDR-GNB 定植或感染的高风险人群,如 ICU 或烧伤患者、过去 1 月内使用广谱抗菌药物、骨髓移植、既往感染或定植过多重耐药菌、从已知多重耐药菌高发科室转入者,对患者肛周或直肠、鼻咽部、破损的皮肤、开放伤口、人工气道、导管留置部位等处采样,作多重耐药菌培养检测,此方法称为主动筛查培养(active surveillance cultures,ASC)。即使常规培养阳性,ASC 可以提前 2.7 天获得阳性结果。建议采用能检出目标菌如产 ESBL 的肠杆菌科细菌、CRE、MDR-AB 和 MDR-PA 的显色培养基,以提高耐药菌检出的敏感性。另一项研究显示,分别从 6 个部位(鼻孔、咽喉、皮肤、直肠、伤口及气管内吸出物)筛查 MDR-AB,总阳性率为 55%,单部位 ASC 检出耐药菌的敏感性仅为13.5%~29%。

ASC 发现多重耐药菌后,必须紧跟接触隔离等干预措施。在等待检测报告期间,对于新入 ICU 或病区者,应先将患者按照耐药菌携带者进行接触隔离其至安置单间病房,即预先隔离。几天后如实验室报告为 MDR-GNB 阳性,继续隔离;如阴性,则解除隔离。筛查的频度,应根据目标菌在病区内的流行情况、定植风险、收治患者的耐药菌情况,进行综合分析。首次 ASC 采样,应安排在入院时;住院期间要求每周 1 次,出院时则再采样 1 次。

(八) 去定植与氯己定擦拭

口服不吸收抗菌药物,如庆大霉素、黏菌素、多黏菌素、新霉素和呋喃妥因等,单独或联合口服使用,作为胃肠道去定植。迄今的研究提示,这些去定植方法对于防控 MDR-GNB 未显示确切效果。

不少研究显示,对于 ICU 患者采用氯己定(洗必泰)每天皮肤擦浴,可以降低 MRSA 等阳性菌感染,但是在预防 MDR-GNB 的定植或感染,效果不显著。因此,不推荐临床常规使用,仅建议在采取多种常规措施,MDR-GNB 暴发或流行仍未获控制时考虑使用。

(九)强化措施

常规预防耐药菌的各项干预方法实施后,耐药菌仍不能有效控制,暴发疫情蔓延,应考虑以下措施:①院内外专家咨询,全面评估面临的多重耐药菌问题,重新设计、执行适当的控制措施,并评价成效;②开展对高危人群目标耐药菌的主动监测,包括培养或使用 PCR 快速检测;③必要时对工作人员采集样本进行目标耐药菌检测,流行病学资料显示其为传染源时应给予去定植治疗,如果无法去除定植而且存在多重耐药菌持续传播,则考虑重新分配该医务人员的工作;④停止接收新患者。

二、耐药革兰阴性杆菌防控的应用建议

目前积累的研究证据显示,不同种类的 MDR-GNB,预防方法的有效性与证据可信度不完全一致。综合国内外文献和最新的循证实践指南,本章整理出不同耐药菌在不同流行状态下,常用防控方法的有效性与推荐强度,见表 6-1。

参照 2014 年 ESCMID 指南,将证据级别列为高、中、低、极低 4 档,分别代表"非常确信,真正的效果接近于估计值"、"适度信心,真正的效果很可能接近估计值,但可能完全不同"、"有限信心,真正的效果可能与估计值明显不同"、"很低信心,真正的效果很可能与估计值明显不同" 4 种证据级别或可信度。

表6-1　不同流行状态下 MDR-GNB 常用防控方法的有效性与推荐强度

防控方法	流行状态	ESBL-E	MDR-KP CR-KP	MDR-AB CR-AB	MDR-PA	SM	BC
手卫生	经常检出时	强 M	强 M	强 M	强 M	强 VL	强 VL
	暴发或流行时	强 M	强 VL	强 M	强 VL	强 M	强 VL
接触隔离	经常检出时	强 M	强 M	强 M	强 M	—	—
	暴发或流行时	强 M	强 M	强 M	强 VL	限 M	限 L
单间隔离	经常检出时	限 M	强 M	强 M	限 VL	—	—
	暴发或流行时	强 M	强 M	强 L	强 L	—	—
环境清洁消毒	经常检出时	限 M	限 M	强 M	限 M	—	—
	暴发或流行时	强 M	限 M	强 M	限 M	—	限 VL
感控教育	经常检出时	限 M	限 M	强 M	限 M	—	—
	暴发或流行时	强 M	限 M	限 M	限 VL	限 M	限 VL
感染预防与控制设施	经常检出时	—	—	—	—	—	—
	暴发或流行时	限 M	限 M	限 VL	—	—	—

续表

防控方法	流行状态	ESBL-E	MDR-KP CR-KP	MDR-AB CR-AB	MDR-PA	SM	BC
抗菌药物管理	经常检出时	强 M	限 M	限 M	限 M	限 L	—
	暴发或流行时	强 M	限 VL	限 M	限 VL	—	—
警示代码与预先隔离	经常检出时	限 M	限 M	强 M	—	—	—
	暴发或流行时	强 M	强 M	—	限 VL	—	—
主动筛查	经常检出时	—	—	强 M	—	—	—
	暴发或流行时	强 M	强 M	强 M	强 VL	—	限 VL
氯己定皮肤擦浴	经常检出时	—	—	—	—	—	—
	暴发或流行时	—	限 L	—	—	—	—

耐药菌名称:ESBL-E:产 ESBL 肠杆菌科细菌;MDR-KP:多重耐药肺炎克雷伯菌;CR-KP:碳青霉烯类耐药肺炎克雷伯菌;MDR-AB:多重耐药鲍曼不动杆菌;CR-AB:碳青霉烯类耐药鲍曼不动杆菌;MDR-PA:多重耐药铜绿假单胞菌;SM:嗜麦芽窄食单胞菌;BC:洋葱伯克霍尔德菌

H:高级别证据;M:中度级别证据;L:低级别证据;VL:极低级别证据;限:限定条件下推荐
强:强力推荐;限:限定条件下推荐

同时,参照 ESCMID 指南,根据证据强度、不理想结果的严重程度、干预的成本等因素,将推荐强度分为2 种:①强烈推荐:预防 MDR-GNB 方法属于高级别证据,或者干预可能的理想效果与不干预可能的不良结果,存在很大差别;②限定条件下推荐:干预后所获纯效益低或效益不确切,或者可能获得的预防效果变异系数大或不能确定,或者干预成本高。

参 考 文 献

1. Siegel JD,Rhinehart E,Jackson M,et al.Management of multidrug-resistant organisms in health care settings,2006.Am J Infect Control.2007,35(10 Suppl 2):S165-S193.

2. Gupta N,Limbago BM,Patel JB,et al.Carbapenem-resistant Enterobacteriaceae:epidemiology and prevention.Clin Infect Dis,2011,53(1):60-67.

3. Centers for Disease Control and Prevention(CDC).Guidance for control of infections with carbapenem-resistant or carbapenemase-producing Enterobacteriaceae in acute care facilities.MMWR Morb Mortal Wkly Rep,2009;58(10):256-260.

4. Tacconelli E,Cataldo MA,Dancer SJ,et al.ESCMID guidelines for the management of the infection control measures to reduce transmission of multidrug-resistant Gram-negative bacteria in hospitalized patients.Clin Microbiol Infect,2014,20(Suppl 1):1-55.

5. Huang SS,Septimus E,Kleinman K,et al.Targeted versus universal decolonization to prevent ICU infection.N Engl J Med,2013,13:368(24):2255-2265.

6. Centers for Disease Control and Prevention(CDC).Guidance for Control of Carbapenem-resistant Enterobacteriaceae(CRE).

Available from:http://www.cdc.gov/hai/organisms/cre/cre-toolkit/index.html.

7. Centers for Disease Control and Prevention（CDC）.Antimicrobial resistance threats in the United States,2013.http://www.cdc.gov/drugresistance/threat-report-2013.

（胡必杰　陈佰义）